정신력이라는 거짓말

군 정신병리, 심리치료로 진실을 마주하라

정신력이라는 거짓말

안계훈 · 한원건 지음

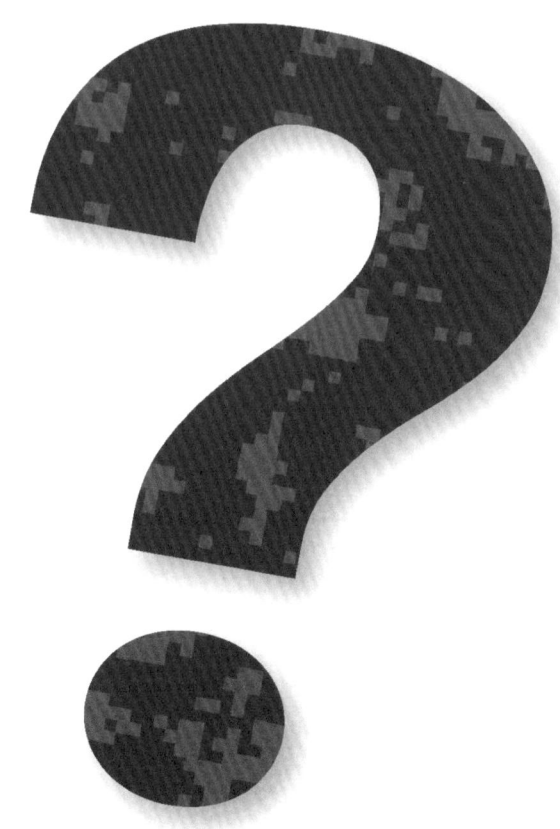

좋은땅

들어가며:
가장 확실한 투자는 사람의 마음을 얻는 것입니다

  이 책은 군 생활의 어려움으로 힘들어하는 장병들과 그들을 곁에서 지켜보는 가족, 그리고 부대를 이끄는 지휘관들에게 실질적인 도움과 방향을 제시하고자 쓰였습니다. 책에는 저자들이 현장에서 직접 마주한 정신건강 문제에 대한 깊은 고민과 대안을 담았습니다. 이를 통해 급변하는 안보 환경과 병역 자원 변화 속에서 우리 군이 마주한 새로운 어려움의 해법을 함께 찾아가고자 합니다.

  병영 문화 개선을 위한 노력으로 눈에 띄는 상처는 줄었을지 몰라도, 보이지 않는 마음의 병은 오히려 더 깊어지고 있습니다. 복무 부적응으로 인한 이탈과 군 병원을 향하는 발길, 그리고 끊이지 않는 비극적인 소식들은 이제 우리 군이 새로운 과제에 직면했음을 명백히 보여 줍니다.

  우리는 병영생활전문상담관으로서, 그리고 군의 한 구성원으로서 현장에서 수많은 고통을 봐 왔습니다. 관계의 어려움 속에서 홀로 고립되거나(제1장), 우울과 불안의 늪에서 허우적거리고(제2, 3장), 때로는 빗나간 방식으로 고통을 표출하며(제4, 5장), 남들과 다른 걸음걸이에 좌절하고(제6장), 이 모든 무게를 짊어진 채 소진되어 가는 간부들(제7장)의 모습이 바로 그것이었습니다.

이러한 현실 속에서, 우리는 종종 관리와 약물이라는 익숙한 해법에 기대 왔습니다. 그러나 정신과 진료를 위한 과도한 행정력 낭비와 경제적 비효율성, 약물만으로는 해결되지 않는 관계와 적응의 문제, 그리고 도움이 필요한 장병을 문제 인력으로 낙인찍어 조기 전역시키는 현역부적합심사 제도의 역설은 우리에게 근본적인 질문을 던집니다. 이것이 과연 최선입니까?

이 책에서 우리는 단호히 아니라고 말하며, 새로운 패러다임을 제안하고자 합니다. 바로 관리에서 치유로, 약물에서 심리치료(상담) 중심으로의 전환입니다. 인지행동치료(CBT)와 같이 과학적으로 효과가 입증된 심리치료는 단순히 증상을 억누르는 것을 넘어, 장병 스스로 어려움을 이겨낼 마음의 힘을 기르도록 돕습니다. 이런 패러다임의 전환이 더 경제적이고 효율적이며, 장기적으로 군의 전투력을 보존하고 건강한 사회 구성원을 길러내는 투자일 수 있습니다.

이러한 주장을 펼치기 위해, 책의 내용은 세 부분으로 나뉩니다. 먼저 제1부에서는 군 장병들이 겪는 다양한 마음의 고통을 생생한 목소리로 담아냈고, 제2부에서는 통계와 역사, 해외 사례를 통해 문제의 현주소를 객관적으로 진단했습니다. 그리고 마지막 제3부에서는 이를 바탕으로 병영생활전문상담관의 역할 강화와 제도 개선 등 통합적인 정신건강 시스템을 구축하기 위한 구체적인 청사진을 그렸습니다.

이 책이 군을 사랑하고 국가의 안위를 걱정하는 모든 분들, 특히 정책 결정자와 지휘관, 동료 장병과 그 가족들에게 장병들의 마음을 더 깊이 이해하는 기회가 되기를 소망합니다. 그리하여 정신력이라는 구호 아래 더 이상 홀로 고통받는 젊음이 없는, 따뜻하고 강한 군대를 만드는 데 작은 벽돌 하나를 보탤 수 있기를 간절히 바랍니다.

이 책의 모든 문장은
우리가 만났던 장병들의 눈빛에서 시작되었습니다

모든 청춘에게 마음의 빚을 지며

녹음이 짙어 가는 2025년 8월에
안계훈, 한원건

목차

들어가며: 가장 확실한 투자는 사람의 마음을 얻는 것입니다 — 005

서론: 오늘날 대한민국 군대와 심리치료의 필요성 — 010

제1부 군에서 가장 흔한 부적응 사례 7가지

제1장 함께, 또 홀로(대인관계 문제) — 027

제2장 침묵의 고통(우울) — 042

제3장 숨 막히는 순간들(불안) — 069

제4장 규율과 반항 사이(품행 문제) — 086

제5장 보이지 않는 상처, 보이는 흔적(자해) — 107

제6장 따라가기 힘든 걸음(지적 어려움) — 133

제7장 낯선 환경, 무거운 어깨(간부 부적응) — 157

제2부 군 정신건강 문제, 제대로 알기

제8장 군 정신건강 문제의 현황 — 175

| 제9장 | 대한민국 군의 어제와 오늘 | - 182 |
| 제10장 | 해외 군대는 어떻게 대처하는가? | - 190 |

제3부 관리에서 치유로: 패러다임의 전환

제11장	상담관, 패러다임 전환의 중심	- 223
제12장	현부심의 딜레마	- 239
제13장	예방에서 회복까지	- 256

결론: 마음을 보듬는 가장 확실한 투자 — - 270

참고문헌 — - 277

서론:
오늘날 대한민국 군대와 심리치료의 필요성

지금 대한민국 군대는 과거와는 다른 차원의 도전에 직면해 있습니다. 병영 문화의 변화, 인구 구조의 급격한 변동, 그리고 기존 제도의 한계가 복합적으로 작용하며 군 장병들의 정신건강 문제가 더 이상 간과할 수 없는 핵심 과제로 떠오르고 있습니다. 이러한 상황 속에서, 군대 내 실질적이고 전문적인 심리치료 시스템 구축은 단순한 복지 향상을 넘어, 군의 전투력 유지와 국가 안보의 근간을 지키는 필수적인 요소가 되었습니다. 이 책은 바로 이 지점에서 출발합니다. 왜 지금, 군대 내 심리치료가 그 어느 때보다 중요하고 시급한 과제가 되었는지를 심층적으로 분석하고, 그 대안을 모색하고자 합니다.

함께, 또 홀로 - 군대에서의 대인관계 문제 이해하기

지난 수십 년간 대한민국 군대는 병영 내 폭력과 악·폐습 근절을 위

해 부단히 노력해 왔습니다. 그 결과, 일부 가시적인 성과가 나타난 것은 사실입니다. 1980년대에는 매년 600명에 가까운 장병이 각종 사고로 사망했지만, 2004년에는 연평균 사망자 수가 약 130명 수준으로 줄어들었습니다. 최근 국방부 통계에 따르면 군내 전체 사망사고는 2019년 86명, 2020년 55명까지 감소하기도 했습니다. 그러나 2021년 103명, 2022년 93명, 2023년 79명으로 최근 몇 년간 다시 증가하는 양상을 보이기도 해 지속적인 관심과 노력이 필요함을 시사합니다.

이러한 수치 변화와 함께 더 주목해야 할 것은 병영 내 문제의 본질이 변화했다는 점입니다. 과거의 직접적이고 눈에 보이는 물리적 폭력은 감소했을지 모르나, 그 자리를 보다 교묘하고 은밀한 형태의 심리적 괴롭힘과 그로 인한 정신적 고통이 대체하고 있을 가능성이 높습니다. 실제로 2005년 현역 병사를 대상으로 한 국가인권위원회의 실태조사에 따르면, 구타를 경험했다는 응답은 6.0%, 가혹행위를 경험했다는 응답은 9.6%로 나타난 반면, 언어폭력을 경험했다는 응답은 28.4%에 달해 신체적 폭력보다 심리적 폭력의 경험률이 월등히 높음을 알 수 있습니다. 2014년 군인 권리보호 실태조사 분석 결과에서도 언어폭력(41.3%)과 비인격적 대우(19.8%)가 주요 인권침해 유형으로 나타났습니다.

상담 현장에서 관찰되는 바에 따르면, 이러한 변화는 역설적이게도 직접적인 폭력 행위에 대한 처벌 강화와 무관하지 않습니다. 선임병들은 직접적인 지시나 폭언, 폭행 시 받게 될 징계를 우려하여, 처벌이 어렵고 증거를 남기기 힘든 간접적인 방식으로 후임병을 괴롭히는 경향을 보입니다. 즉, 문제의 양상이 변화함에 따라, 과거의 접근 방식만으로는 더 이상 효과적인 대응이 어려워졌음을 의미합니다.

인구 절벽과 높은 현역 판정률 - 구조적 압박과 관리 부담의 증가

병영 내 문제 양상의 변화와 더불어, 대한민국 사회의 근본적인 구조 변화 역시 군 정신건강 문제의 시급성을 더하는 중요한 요인입니다. 바로 심각한 수준의 저출산 현상입니다. 출생아 수의 급격한 감소는 미래의 병역 자원 부족이라는 현실적인 문제로 직결됩니다. 군 입대의 주 대상인 20세 남성 인구는 2013년 약 38만 2천 명에서 2025년에는 23만 9천 명으로 줄어들 것으로 예측되며, 2045년에는 11만 9천 명 수준까지 감소할 수 있다는 전망도 나옵니다. 징집 및 소집 대상이 되는 전체 병역 자원 규모 역시 2016년 약 142만 명에서 2023년 약 91만 명으로 크게 줄어들었습니다.

이러한 급격한 병역 자원 감소에도 불구하고, 국군은 일정 수준의 상비 병력 규모(예: 50만 명 목표)를 유지하려 하고 있습니다. 그러나 인구 감소 추세를 고려할 때, 50만 명 유지 목표 달성 자체가 어려울 것이라는 분석이 지배적입니다. 부족한 병역 자원으로 필요한 병력을 충원하기 위해, 병무청은 높은 현역 판정 비율을 유지하고 있습니다. 과거 1980년대 50% 수준이었던 현역 판정 비율은 지속적으로 상승하여 2022년 기준 85.5%입니다. 이는 과거에 비해 신체적, 정신적 사유로 병역 면제나 보충역 판정을 받는 비율이 낮아졌음을 의미합니다. 실제로 체질량지수(BMI) 기준이나 척추측만증 각도 등 일부 신체검사 기준이 완화되어 현역 입영 대상 범위가 넓어졌습니다.

결국 이러한 인구 구조의 압박은, 과거라면 군 복무가 부적합하다고 판단되었을 청년들까지 병역의무의 최전선으로 밀어 넣는 결과를 낳고 있습니다. 여기에는 신체적 취약성은 물론, 정신적 어려움을 안고 있거나 군대라는 특수한 환경 적응에 더 큰 어려움을 겪을 수 있는 이들이 포함됩니다. 그 실태는 통계로 명확히 드러납니다. 2023년 한 해에만 1만 600명의 청년이 정신건강의학과 사유로 보충역이나 전시근로역 판정을 받았는데, 이는 전체 4급 이상 판정 사유 중 압도적인 1위이며 3년 연속 이어진 현상입니다.

이는 국가적 차원의 병력 유지 필요성이 일선 부대의 관리 부담 증가라는 현실적인 문제로 직접 이어짐을 의미합니다. 다양한 배경과 어려움을 가진 장병들을 제한된 자원으로 관리해야 하는 상황은 지휘관 및 부대 구성원들에게 큰 스트레스 요인이 되어, 군 전체의 관리 부담을 가중시키는 구조적 문제로 작용합니다. 이러한 배경을 이해하는 것은 병영생활전문상담관의 업무 부담과 현역부적합심사 제도(이하 현부심 또는 현부심 제도)의 잠재적 영향을 파악하는 데 매우 중요한 전제가 됩니다.

현행 제도의 역설과 경제적 비효율성
- 정신과 약물치료의 한계와 심리치료(상담)의 잠재력

이렇게 변화된 병영 환경과 구조적 압박 속에서, 군 복무에 어려움을 겪는 장병들을 관리하고 지원하기 위한 제도로 현부심 제도가 존재합니다. 이 제도는 본래 복무가 어려운 장병에게 다른 방식의 복무 기회를 제공하거나 전역 조치를 통해 사회로 복귀시키는 것을 목적으로 합니다. 그러나 현실에서는 이 제도가 여러 논란과 비판에 직면해 있습니다.

병역심사관리대에서 병영생활전문상담관으로 일하며 마주하는 현실은 이러한 우려를 뒷받침합니다. 저희 경험상(정확한 통계는 아니지만), 이곳에 입소하는 병사들의 60~70%는 대인관계 문제로 현부심을 신청합니다. 어린 시절부터 관계 맺기에 어려움을 겪었거나 따돌림을 당했던 경험이 있는 경우가 많고, 이는 입대 후에도 건강한 대인관계를 형성하거나 유지하는 데 어려움으로 작용합니다. 결국 큰 틀에서는 대인관계 문제이지만, 관계의 어려움이 지속되면서 외로움, 우울, 불안 등 복합적인 심리적 고통을 호소하게 되는 경우가 많습니다.

약 10~20%는 학창 시절 절도, 폭행, 음주 등 소위 사고를 치며 품행 문제를 보였던 것으로 추정되는 병사들입니다. 이들은 부대 내에서도 지시에 잘 따르지 않거나 동료들을 무시하는 행동 등으로 문제를 일으켜 병역심사관리대까지 오게 됩니다. 또 다른 10~20%는 지적 능력이 현저히 낮아 군 복무 자체가 어려운 경우입니다. 병무청 임상심리사로 일하는 지인의 말에 따르면, 지적 능력이 낮은 경우 병무청 신체검사에서 4급 판정(보충역, 즉 사회복무요원 대상)을 받더라도 본인이나 가족이 현역 입대를 원하는 경우가 있다고 합니다. 특히 부모님들이 자녀의 지적 장애를 받아들이기 어려워하거나, 한국 사회 특유의 군대는 다녀와야 한다는 인식 때문에 억지로라도 군대에 보내려는 경우가 있다는 것입니다. 마지막으로 약 10%는 명확한 진단은 어렵지만 지속적인 신체적 불편감을 호소하는 병사들입니다. 이들은 훈련이나 근무에서 자주 열외되면서 동료들로부터 비난받거나 소외감을 느끼고, 결국 우울감을 느껴 이곳까지 오게 됩니다. (물론 이러한 퍼센테이지는 저자 중 1명이 7년 동안 병역심사관리대에서 일하며 느낀 추정치라는 점을 명심해 두어야 합니다. 다만, 군에서 이러한 통계치를 조사한 적이 없기에, 현재로서는 이러한 경험치를 기반으로 이야기하는 것이 최선의 선택일 수 있습니다)

이처럼 다양한 어려움을 가진 장병들이 늘어나면서, 일선 부대의 관리 부담은 커질 수밖에 없습니다. 이러한 상황에 대해 병역심사관리대 동료나 다른 상담관들은 자조적으로 회전문 가설이라고 이야기하곤 합니다. ① 심각한 저출산으로 병력 확보가 시급해지고 → ② 병력 유지를 위해 현역 판정 비율을 높게 유지하며 → ③ 그 결과 복무 부적응 가능성이 있는 장병들까지 입대하게 되고 → ④ 이로 인해 부대 관리의 어려움이 증가하며 → ⑤ 관리 부담을 덜기 위해 현부심 제도를 통해 이들을 조기에 내보내려는 경향이 강해지고 → ⑥ 이 과정에서 전역의 근거를 마련하기 위해 정신과 진료 기록 확보가 중요해지는 순환 구조가 형성된다는 것입니다.

이러한 구조적 압력 하에서 현부심 제도는 지휘관의 책임 회피나 부대 관리 부담 경감을 위해, 충분한 치료나 적응 지원 노력 없이 문제 장병을 조기에 내보내는 수단으로 악용될 수 있다는 비판에 직면합니다. 특히 정신질환의 경우 진단의 복잡성, 전문가 간 이견 가능성, 꾀병 가능성 등으로 인해 평가의 공정성과 정확성에 대한 의문이 제기되기도 합니다. 실제로 정신질환이 의심되는 장병이 적절한 지원이나 현부심 조치를 받지 못하고 비극적인 결과에 이른 사례가 보고된 바 있으며, 반대로 제도를 악용하여 조기 전역하려는 시도가 있다는 문제도 제기됩니다.

이 과정에서 정신건강 서비스는 본래의 치료적 목적에서 벗어나 행정적 절차(전역)를 위한 도구로 전락할 위험에 처합니다. 특히, 정신과 진료 및 약물 처방 중심의 접근 방식은 여러 한계를 노출합니다. 첫째, 정신과 진료를 받기 위한 과정 자체가 현실적으로 상당한 노력과 행정력 소모를 동반하며, 이는 경제적인 관점에서도 비효율적입니다. 현실에서는, 병사 한 명을 군 병원 정신과에 데려가기 위해서는 이른 새벽부터 간부 1명과 운전병 1명이 동행해야 하는 경우가 많습니다. 군 병원의 진료 수요가 많아 접수와 대기 시간이 길기 때문입니다. 여기에 투입되는 간부와 운전병의 인건비, 차량 유류비 및 감가상각비, 그리고 무엇보다 이들이 본연의 임무를 수행하지 못함으로써 발생하는 기회비용까지 고려하면, 한 번의 정신과 방문에 소요되는 경제적 비용은 결코 작지 않습니다.

특히 이러한 문제는 병사에게만 국한되지 않습니다. 최근 부사관, 장교 등 간부들의 정신건강 문제와 자살률 증가가 심각한 문제로 대두되고 있습니다. 2017년부터 2021년까지 군 자살자 271명 중 간부는 158명으로 병사(99명)보다 훨씬 많았으며, 2018년부터 2023년 6월까지 자살한 군인 320명 중에서도 부사관(139명)과 장교(46명)를 합친 간부(185명)가 병사(117명)보다 많았습니다. 이는 전체 병력 구성비(간부 약 40%, 병사 약 60%)를 고려할 때 간부의 자살 위험이 상대적으로 더 높음을 시사합니다. 특히 자살한 간부 중 상당수가 하사, 중사, 소위, 중위 등 저연차 초급간부라는 점은 더욱 심각한 문제입니다. 이러한 상황에서 간부 인력을 병사 진료 동행에 투입하는 것은 부대 운영의 효율성을 더욱 저해하는 요인이 됩니다. 현부심 제도는 간부에게도 적용되지만, 정신건강 문제로 인한 간부의 현부심 통계나 조기 전역 현황은 병사에 비해 명확히 드러나지 않는 경향이 있습니다. 그러나 높은 간부 자살률은 이들에게도 상당한 직무 스트레스와 정신적 어려움이 존재하며, 적절한 지원 및 필요한 경우 현부심과 같은 제도적 보호 장치가 중요함을 방증합니다.

둘째, 약물 치료의 효과와 한계에 대한 고려가 필요합니다. 물론 조현병이나 심각한 양극성 장애, 중증 우울증 등 심각한 정신 질환의 경우 약물 치료는 필수적이며 매우 효과적일 수 있습니다. 그러나 군대 내에서 더 흔하게 발생하는 경증 및 중등도의 우울(군 장병 우울 위험 중등도 이상자 비율 6.0%(21년)), 불안, 스트레스 관련 문제, 대인관계 어려움 등의 경우, 약물 치료가 항상 최선의 해결책은 아닐 수 있습니다. 오히려 약물 부작용으로 인해 일상생활 적응에 어려움을 겪거나, 약물에 의존하게 되어 근본적인 문제 해결 능력을 키우지 못할 수도 있습니다. 제임스 데이비스(James Davies)는 저서『정신병을 팝니다(원제: Sedated: How Modern Capitalism Created Our Mental Health Crisis)』에서 현대 사회의 광범위한 정신과 약물 사용 경향을 비판하며, 정신 질환을 개인의 뇌 화학적 불균형 문제로만 환원하는 생화학적 모델의 한계를 지적합니다. 제임스 데이비스는 이러한 관점이 빈곤, 차별, 외로움, 열악한 노동 환경 등 사회 구조적 문제에서 비롯된 심리적 고통을 간과하게 만들며, 제약회사의 이익을 위해 약물 사용을 부추기는 경향이 있다고 주장합니다. 또한, 일부 연구에서는 항우울제 등 정신과 약물의 장기 복용이 회복을 더디게 하거나 다른 문제를 야기할 수 있다는 가능성을 제기하기도 합니다. 이는 약물 치료가 필요한 경우를 부정하는 것이 아니라, 특히 경미하거나 환경적 요인이 큰 심리적 어려움에 대해 약물 외의 효과적인 대안, 즉 심리치료의 중요성을 강조하는 맥락으로 이해할 수 있습니다.

셋째, 심리치료(상담)는 이러한 한계를 보완하고 더 나은 대안을 제공할 수 있습니다. 부대에 정기적으로 방문하는 병영생활전문상담관과의 상담은 정신과 방문에 비해 훨씬 접근성이 높고 행정적, 경제적 부담이 적습니다. 상담관은 보통 1~2주에 한 번 부대를 방문하여 여러 명의 장병을 순차적으로 만날 수 있어, 훨씬 적은 비용과 노력으로 다수의 장병에게 심리적 지원을 제공할 수 있습니다. 또한 지휘관이나 부대 관리자는 상담관과의 면담을 통해 장병의 상태에 대한 전문적인 소견을 듣고 관리 방안을 논의할 수도 있어, 문제 해결에 보다 효과적으로 기여할 수 있습니다.

치료 효과 측면에서도, 데이비드 클라크(David Clark)와 리처드 레이어드(Richard Layard)의 저서 『Thrive: The Power of Psychological Therapy』에서 소개된 수많은 연구는 심리치료, 특히 인지행동치료(Cognitive Behavioral Therapy, CBT)의 중요성과 효과성을 강조합니다. CBT는 우울, 불안, 외상 후 스트레스 장애(PTSD) 등 다양한 정신건강 문제에 대해 약물치료만큼, 혹은 그 이상의 효과를 보이는 것으로 입증되었으며, 특히 장기적인 효과 유지 및 재발 방지 측면에서 강점을 지닙니다. 여러 메타분석 연구들은 CBT가 불안장애, 우울증, 불면증 등의 증상을 유의미하게 감소시키고 자기효능감을 높이는 데 효과적임을 보여 줍니다. 군인 및 재향군인 집단을 대상으로 한 연구에서도 CBT(인터넷 기반 iCBT 포함)는 PTSD 및 우울 증상 감소에 효과적인 것으로 나타났습니다. 비록 일부 연구에서는 재향군인의 치료 반응이 민간인과 다를 수 있다는 점을 지적하기도 하지만, 전반적으로 CBT는 군 관련 정신건강 문제에 대한 효과적인 1차 심리치료 접근법으로 권장됩니다. 즉, 현재 군대가 직면한 많은 정신건강 문제는 접근성이 높고 효과가 입증된 심리치료, 특히 CBT 기반의 상담을 통해 충분히 개선될 수 있는 여지가 큽니다.

더 나아가, 『Thrive』에서 저자들은 근거 기반 심리치료에 대한 투자가 단순히 비용 지출이 아니라, 경제적으로도 매우 효율적인 투자임을 역설합니다. 효과적인 심리치료는 개인의 고통을 경감할 뿐만 아니라, 신체 건강 문제로 인한 의료비 지출을 줄이고(정신건강 문제가 있는 경우 신체 질환 관리 비용이 약 50% 증가한다는 보고도 있습니다), 노동 생산성을 향상시키며(결근 감소, 업무 효율 증가), 실업률을 낮추어 복지 비용 지출을 감소시키고 세수를 증대시키는 효과를 가져옵니다. 영국 NHS의 IAPT(Improving Access to Psychological Therapies)

프로그램 사례 분석에 따르면, 심리치료에 1파운드를 투자할 때마다 의료비 절감, 복지 비용 감소, 세수 증가 등을 통해 약 4파운드의 경제적 이익이 발생하는 것으로 추산되기도 했습니다. 즉, 심리치료에 대한 투자는 사실상 비용이 들지 않는, 오히려 재정에 도움을 주는 투자가 될 수 있다는 것입니다.

이러한 경제적 관점을 군대에 적용해 보면, 병영생활전문상담관 확충 및 처우 개선을 통해 장병들에게 접근성 높고 효과적인 심리상담 서비스를 제공하는 것은 단순히 장병 복지를 넘어 군 전체의 효율성과 경제성 측면에서도 매우 중요합니다. 상담을 통해 장병들이 심리적 어려움을 극복하고 군 복무에 성공적으로 적응하여 만기 전역할 경우, 이는 해당 장병에 대한 훈련 투자 비용의 손실을 막고 안정적인 병력 운용에 기여합니다. 조기 전역으로 인해 발생하는 추가적인 훈련 및 대체 인력 확보 비용, 그리고 숙련된 인력(특히 간부)의 손실로 인한 전투력 약화 등을 고려하면, 심리치료를 통한 복무 지속의 경제적 가치는 상당합니다. 또한, 정신과 진료를 위한 과도한 행정력 및 인력 낭비를 줄이고, 그 자원을 보다 생산적인 활동에 투입할 수 있게 됩니다.

결론적으로, 저출산으로 인한 병역 자원 감소와 상비 병력 유지 필요성 사이의 긴장은 높은 현역 판정률로 이어지고, 이는 잠재적 취약성을 가진 인원의 입대 증가와 부대 관리 부담 가중을 초래합니다. 이러한 구조적 압력하에서 병영생활전문상담관 제도의 역할은 더욱 중요해지지만, 동시에 상담관 제도의 운영상 한계(제한된 자원, 불확실한 지위, 과중한 업무 부담, 군대 문화 이해 부족, 비밀 보장과 보고 의무 사이의 갈등 등)와 현부심 제도에 대한 의존성 심화 가능성이 맞물리면서 군 정신건강 지원 시스템 전반에 걸쳐 악순환이 발생할 수 있는 구조적 취약성이 존재합니다. 이러한 상황은 결과적으로 현부심 제도가 단순한 부적격자 선별 과정을 넘어, 시스템이 감당하기 어려운 복잡한 문제들을 처리하는 최종 배출구처럼 기능하게 만들 위험을 내포하고 있습니다. 이는 현부심 제도의 공정성 문제를 넘어, 군 정신건강 문제에 대한 근본적인 예방과 치료 시스템의 부재를 시사하는 중요한 지표가 될 수 있습니다. 따라서 병영생활전문상담관을 적극 활용하고 근거 기반 심리치료 시스템을 강화하는 것은 인도주의적 당위성뿐만 아니라 경제적 합리성 측면에서도 반드시 추진되어야 할 과제입니다.

다음 장을 향하여 - 장병들의 마음속으로

오늘날 대한민국 군대는 변화된 병영 문제, 저출산으로 인한 구조적 압박, 그리고 현행 제도의 한계라는 복합적인 도전에 직면해 있습니다. 이러한 요인들이 맞물리면서 장병들의 정신건강은 더 이상 개인의 문제가 아닌, 군 전체의 안정과 전투력에 직결되는 핵심 과제가 되었습니다.

제1부 군에서 가장 흔한 부적응 사례 7가지에서는 군 조직의 특수성 속에서 장병들이 겪는 대표적인 심리적 문제를 조명합니다. 실제 사례를 기반으로 각색된 이야기들은 문제의 발생 과정과 특징, 그리고 효과적인 상담 방안에 대한 깊이 있는 분석을 담고 있습니다. 이를 통해 여러분은 장병들이 겪는 고통의 본질을 이해하고 공감대를 형성할 수 있을 것입니다.

이어지는 제2부 군 정신건강 문제, 제대로 알기에서는 군 정신건강 문제에 대한 인식을 확장합니다. 구체적인 데이터를 통해 현 상황을 진단하고, 우리 군의 정신건강 정책이 걸어온 길을 되짚어 봅니다. 더 나아가 해외 선진 군대의 지원 시스템을 비교 분석함으로써 우리가 나아가야 할 방향을 같이 생각합니다.

마지막으로 제3부 관리에서 치유로: 패러다임의 전환에서는 앞선 분석을 바탕으로 건강한 군대를 향한 구체적인 청사진을 제시합니다. 현장에서 고군분투하는 병영생활전문상담관의 역할을 강화하고 현역 복무부적합 심사 제도의 합리적 개선 방향을 모색하며, 예방부터 회복까지 전 과정을 아우르는 통합적인 정신건강 시스템 구축을 제언합니다. 궁극적으로 이 책은 관리와 약물 중심의 접근에서 벗어나, 심리치료(상담)를 중심으로 패러다임의 전환을 주장합니다.

이제, 장병들의 마음속으로 한 걸음 더 들어가 그들의 목소리에 귀 기울여 볼 차례입니다.

제1부

군에서 가장 흔한 부적응 사례 7가지

"우리는 빛의 모습을 상상함으로써가 아니라
어둠을 의식함으로써 깨달음에 이른다."

- 카를 융 -

제1장

함께, 또 홀로
- 군대에서의 대인관계 문제 이해하기

박수빈(가명) 이병은 입대 전, 세상과 단절된 삶을 살았다. 흔히 말하는 은둔형 외톨이였다. 그 시작은 중학교 3학년 때 겪었던 끔찍한 왕따 경험이었다. 그 상처는 고등학교까지 이어져 은근한 따돌림 속에 학교는 더 이상 안전한 곳이 아니었다. 결국 학교에 잘 나가지 않게 되었고, 졸업 후에는 집 밖으로 나서는 것조차 두려워졌다. 한 달에 한 번, 어머니의 애원에 마지못해 잠시 집을 나서는 것이 세상과의 유일한 접점이었다. 다른 어떤 만남도, 관계도 존재하지 않았다.

가난한 형편의 부모님은 속수무책이었다. 하루 종일 방 안에만 틀어박혀 있는 아들에게 무엇을 해 줄 수도 없었고, 솔직히 말해 무엇을 어떻게 해야 할지조차 몰랐다. 아버지는 절망과 분노 속에서 "나가서 뭐라도 해!"라고 소리치는 것이 할 수 있는 전부였고, 어머니는 그저 눈물만 흘릴 뿐이었다. 그런 박 이병이, 더 이상 피할 곳 없이 스무 살의 나이에 국가의 부름을 받고 군대에 왔다. 24시간 타인과 부대껴야 하는 낯선 환경, 엄격한 규율과 위계질서, 그리고 그 안에서 다시 마주할지도 모르는 관계라는 거대한 벽 앞에서 그는 어떤 모습으로 서 있을까.

박 이병의 사례는 극단적일 수 있지만, 오늘날 대한민국 군대가 마주한 현실의 단면을 보여 줍니다. 과거의 상처, 관계 맺기의 어려움, 사회적 고립을 경험했던 청년들이 저출산으로 인한 높은 현역 판정률 속에서 군이라는 또 다른 폐쇄적인 사회로 들어오고 있습니다. 서론에서 살펴보았듯이, 물리적 폭력은 감소했지만 그 자리를 채우고 있는 것은 더욱 교묘하고 깊은 상처를 남기는 심리적 어려움들이며, 그 중심에는 바로 이 관계의 문제가 자리 잡고 있습니다. 24시간 함께 생활하지만, 박 이병처럼 과거의 고립감과 현재의 부적응 속에서 철저히 홀로 남겨지는 역설. 이것이 바로 이 장에서 다루고자 하는 군대 내 대인관계 문제의 본질입니다.

이 장에서는 군대라는 환경이 갖는 대인관계의 특수성이 박 이병과 같은 이들에게 어떻게 작용하는지, 최근 변화하고 있는 관계 문제의 양상과 그 심각성, 그리고 이것이 장병들의 정신건강에 미치는 파괴적인 영향력을 심층적으로 분석하고자 합니다. 나아가 이러한 관계의 어려움을 극복하고 건강한 관계를 회복하기 위한 상담적 접근 방안을 모색하며, 군대 내 심리적 고통의 첫 번째 문을 열어 보고자 합니다.

군대 내 대인관계의 특수성 - 위계, 폐쇄성, 동질성 압력

군대에서의 인간관계는 민간 사회와는 확연히 다른 몇 가지 독특한 특성을 지닙니다. 이러한 특성들은 관계 형성에 긍정적인 영향을 미치기도 하지만, 박 이병처럼 이미 관계에 깊은 상처를 가진 이들에게는 더욱 가혹한 환경이 될 수 있습니다.

- **엄격한 위계질서**

군대의 명확한 수직적 질서는 효율적인 지휘 통솔을 위해 필요하지만, 박 이병처럼 타인과의 상호작용 자체에 두려움을 느끼는 경우, 상급자와의 소통은 거의 불가능에 가깝게 느껴질 수 있습니다. 질문 하나 하는 것조차 엄청난 용기가 필요하며, 작은 실수에도 돌아올 질책에 대한 공포는 그를 더욱 위축시킬 수 있습니다. 권력의 불균형 속에서 부당함을 느껴도 저항할 엄두조차 내지 못하고 속으로 삭일 가능성이 높습니다.

- **극도의 폐쇄성**

24시간 타인과 함께 생활해야 하는 환경은 사회적으로 고립되었던 박 이병에게 극도의 스트레스입니다. 혼자만의 시간과 공간이 절실하지만 허락되지 않고, 원치 않는 상호작용에 끊임없이 노출됩니다. 갈등이 발생했을 때 피할 곳이 없다는 사실은 과거의 트라우마를 자극할 수 있으며, 제한된 외부와의 소통은 그가 기댈 수 있는 유일한 창구(가족 등)마저 멀게 느껴지게 만들어 고립감을 심화합니다.

■ **강력한 동질성 압력**

군대는 집단의 규율과 통일성을 강조합니다. 박 이병처럼 과거의 경험으로 인해 위축되어 있거나, 사회성 부족으로 인해 행동이나 반응이 어눌하게 보일 경우, 쉽게 튀는 존재, 이상한 병사로 낙인찍힐 수 있습니다. 동질성에 대한 압박 속에서 다름은 배척의 빌미가 되기 쉬우며, 모난 돌 취급을 받으며 집단 따돌림의 표적이 될 위험이 매우 높습니다.

이러한 위계, 폐쇄성, 동질성 압력은 박 이병과 같이 관계에 취약성을 가진 장병들에게는 견디기 힘든 심리적 압박으로 작용하며, 이들을 군에 더 적응하기 어렵게 만듭니다.

관계 문제의 양상 변화 - 물리적 폭력 감소와 심리적 괴롭힘의 증가

서론에서 언급했듯이, 직접적인 구타나 가혹행위는 줄었지만, 이는 군대 내 폭력이 사라졌음을 의미하지 않습니다. 오히려 박 이병이 중·고등학교 시절 경험했던 은근한 따돌림과 같은 심리적 괴롭힘이 군대 내 관계 문제의 주된 양상으로 자리 잡고 있습니다. 처벌을 피하기 용이하고 증명하기 어려운 따돌림, 언어폭력, 사회적 배제 등은 이제 군대 내 괴롭힘의 뉴 노멀이 되어가고 있습니다.

- **따돌림(왕따)**

박 이병처럼 이미 따돌림의 깊은 상처를 가진 경우, 군대 내에서의 작은 무시나 배제의 신호에도 극도로 민감하게 반응할 수 있습니다. 동기들이나 선임들이 은근히 피하거나 대화에서 소외시키는 경험은 과거의 트라우마를 재현하며 박이병을 다시 깊은 절망으로 밀어 넣을 수 있습니다.

- **언어폭력**

어눌한 말투나 행동, 업무 실수를 빌미로 한 조롱, 비난, 욕설은 가뜩이나 낮은 박 이병의 자존감을 완전히 무너뜨릴 수 있습니다. 직접적인 폭력보다 가볍게 여겨질지 모르나, 박 이병에게는 날카로운 비수와 같은 상처를 남깁니다.

■ 사회적 배제 및 소외

필요한 정보를 알려 주지 않거나, 없는 사람 취급하는 등의 행동은 박 이병이 부대 내에서 최소한의 역할조차 수행하기 어렵게 만들고, 스스로를 쓸모없는 존재로 여기게 만듭니다.

박 이병의 사례는 과거 학교 폭력의 피해자가 군대라는 또 다른 폐쇄적 집단에서 다시 심리적 괴롭힘의 희생자가 될 수 있는 악순환의 가능성을 보여 줍니다. 변화된 폭력의 양상은 이처럼 과거의 상처를 안고 온 이들에게 더욱 잔인하게 작용할 수 있습니다.

관계적 공격성 - 원인, 특징, 취약한 장병 유형

군대 내 심리적 괴롭힘의 핵심인 관계적 공격성은 타인의 사회적 관계나 지위를 손상시키려는 의도를 가진 행동입니다. 이러한 공격성은 특정 유형의 장병들에게 집중될 가능성이 높으며, 박 이병은 그 대표적인 예시가 될 수 있습니다.

■ 취약한 장병 유형

과거 트라우마 및 정신건강 문제, 즉 박 이병처럼 심각한 따돌림 경험이 있거나, 그로 인해 우울, 불안, 대인기피 등 정신적 어려움을 겪고 있는 경우.

■ 사회적 기술 부족

장기간의 고립으로 인해 기본적인 대인관계 기술, 눈치, 상황 대처 능력 등이 현저히 부족한 경우. 이는 오해를 사거나 집단에 융화되지 못하는 원인이 됩니다.

■ 다름과 약함

위축된 태도, 어눌함, 군 생활 적응의 어려움 등은 박 이병을 만만한 대상, 놀리기 좋은 대상으로 인식하게 만들 수 있습니다.

■ 지지 기반의 부재

박 이병의 가정환경처럼 외부(가족 등)로부터 충분한 정서적, 경제적 지지를 받지 못하는 경우, 내부의 괴롭힘에 더욱 취약해질 수 있습니다.

이처럼 이미 심리적, 사회적으로 취약한 상태에 있는 박 이병과 같은 장병들은 관계적 공격성의 손쉬운 표적이 되며, 이는 그들의 군 생활을 지옥으로 만들 수 있습니다. 서론에서 지적된 높은 현역 판정률은 이러한 취약성을 가진 더 많은 청년이 군대에 유입될 가능성을 시사하며, 이는 군 전체의 관리 부담 증가와 잠재적 위기 요인이 됩니다.

대인관계 문제가 정신건강에 미치는 영향 - 고립감, 우울, 불안, 자살 생각

군대 내에서의 지속적인 대인관계 문제와 심리적 괴롭힘은 박 이병과 같은 장병들의 정신건강에 치명적인 영향을 미칩니다. 과거의 상처가 채 아물기도 전에 새로운 환경에서 유사한 고통을 반복적으로 경험하는 것은 그들의 마지막 희망마저 앗아갈 수 있습니다.

■ 극심한 고립감과 외로움

과거의 고립된 삶이 군대라는 집단 속에서 투명인간 취급을 당하며 재현될 때, 박 이병이 느끼는 절망감과 외로움은 상상하기 어렵습니다. 함께 있지만 홀로 버려진 상태입니다.

■ 우울증 유발 및 악화

중학교 때 시작된 상처 위에 군대에서의 무시와 배척이 더해지면서, "나는 역시 안 돼", "어디에도 속할 수 없는 존재"라는 부정적 자기인식이 극도로 강화됩니다. 이는 심각한 우울증으로 발전하여 모든 의욕을 잃고 극단적인 무기력 상태에 빠지게 할 수 있습니다.

■ 불안 증상 심화

과거의 트라우마는 작은 자극에도 쉽게 재점화될 수 있습니다. 동료들의 눈빛, 작은 수군거림에도 자신을 향한 비난으로 해석하며 극심한 불안과 공포에 시달릴 수 있습니다(관계망상). 이는 정상적인 군 복무 수행을 불가능하게 만듭니다.

■ 자살 생각 및 시도

집에서도, 군대에서도 탈출구가 없다고 느낄 때, 그리고 고통이 견딜 수 없는 수준에 이르렀다고 판단될 때, 자살은 박 이병에게 유일하게 남은 선택지처럼 보일 수 있습니다. 군내 자살 사망자의 압도적인 비율은 이러한 절망적인 상황이 결코 남의 이야기가 아님을 증명합니다. 박 이병과 같은 사례는 관계 문제가 어떻게 생명을 위협하는 심각한 위기로 직결되는지를 명확히 보여 줍니다.

관계의 벽을 넘어서 - CBT 기반 치료 예시

박 이병의 군 생활은 예상했던 것보다 더 혹독했다. 자대 배치 후에도 박 이병은 여전히 그림자처럼 지냈다. 생활관 동료들과 눈도 제대로 마주치지 못했고, 식사 시간에는 최대한 구석 자리를 찾아 혼자 밥을 먹었다. 업무 지시는 여러 번 들어도 머릿속에서 뒤엉키기 일쑤였고, 단순한 작업에서도 실수가 반복되었다. 처음에는 "정신 똑바로 안 차리냐"며 핀잔을 주던 선임들도 점차 박 이병을 없는 사람 취급하기 시작했고, 동기들 역시 부담스러워하며 거리를 두었다. 어느새 박 이병은 부대 내에서 고문관, 투명인간과 같은 존재가 되어 있었다. 중학교 시절 겪었던 끔찍한 따돌림의 기억이 매일 밤 박 이병을 괴롭혔고, 역시 '나는 어디에서도 환영받지 못하는구나' 하는 절망감은 더욱 깊어졌다.

그러던 어느 날, 같은 생활관을 쓰는 김 상병이 박 이병에게 조심스럽게 말을 걸었다. "수빈아, 요즘 많이 힘들어 보이는데… 혹시 병영생활전문상담관님 만나 보는 건 어때? 내가 같이 가 줄 수도 있고." 평소 박 이병의 위축된 모습과 동료들의 수군거림을 안타깝게 지켜보던 김 상병의 작은 관심이었다. 박 이병은 처음에는 당황했지만, 자신을 향한 비난이 아닌 걱정의 목소리에 낯선 감정을 느꼈다. 마지막 지푸라기라도 잡는 심정으로, 박 이병은 용기를 내어 상담실 문을 두드렸다.

상담관과의 만남은 박 이병에게 새로운 경험이었다. 상담관은 박 이병의 이야기를 비난하거나 평가하지 않고 진심으로 들어 주었고, 과거 따돌림 경험이 현재 군 생활에 얼마나 큰 영향을 미치고 있는지 공감해 주었다. 상담관은 박 이병의 어려움이 단순히 그의 의지가 약하거나 성격이 이상해서가 아니라, 과거의 깊은 상처와 관계 맺기의 어려움에서 비롯된 것이며, 이는 충분히 도움을 받을 수 있는 문제임을 설명해 주었다(심리 교육).

상담은 인지행동치료(CBT)를 바탕으로 진행되었다. 먼저, 상담관은 박 이병을 괴롭히는 핵심적인 부정적 생각들("나는 누구와도 제대로 관계를 맺을 수 없어", "모두 나를 이상하게 생각하고 비웃을 거야",

"나는 쓸모없는 존재야")을 함께 찾아내고, 그 생각이 과연 현실적인지, 정말 모든 사람이 그렇게 생각하는지, 다른 가능성은 없는지 함께 증거를 찾아보며 도전했다(인지 재구성). "모든 관계가 어렵지는 않을 수 있다", "작은 시도는 해 볼 가치가 있다", "사람들은 생각보다 나에게 관심이 없을 수도 있다"와 같은 좀 더 현실적이고 희망적인 생각을 연습했다.

동시에, 아주 작고 구체적인 목표를 세워 관계 맺기를 시도하는 행동 활성화 계획을 세웠다. 엄청난 변화를 기대하기보다, 아주 작은 한 걸음에 초점을 맞췄다.

① 1단계: 하루에 한 번, 복도에서 마주치는 사람 중 한 명에게 눈을 살짝 마주치며 목례하기(대답을 기대하지 않기).
② 2단계: 식사 시간에 일부러 동기 한 명 옆자리에 앉아 보기(먼저 말을 걸지 않아도, 자리를 피하지 않는 것만으로 성공).
③ 3단계: 아주 간단한 업무 관련 질문을 가장 덜 불편한 선임 한 명에게 용기 내어 물어보기(예: "이 서류, 어디에 가져다 놓으면 되겠습니까?").
④ 4단계: 동기가 먼저 말을 걸었을 때, 단답형이라도 좋으니 대답을 회피하지 않기.

각 단계를 시도하기 전, 상담관과 함께 예상되는 불안감을 다루는 호흡법을 연습했고, 시도 후에는 결과가 어떻든 회피하지 않고 용기를 내어 시도했다는 사실 자체를 인정하고 스스로를 격려하는 연습을 했다. 상담 시간 동안 역할극을 통해 실제 상황을 미리 연습해 보기도 했다(사회 기술 훈련).

처음에는 실패가 더 많았다. 목례를 해도 상대방이 못 보거나, 질문하려다 입이 떨어지지 않거나, 옆자리에 앉는 것만으로도 심장이 터질 것 같았다. 하지만 박 이병은 포기하지 않았다. 상담관과의 관계 속에서 처음으로 느껴 보는 안전함과 지지는 그에게 작은 용기를 주었다. 김 상병 역시 박 이병이 작은 변화를 보일 때마다 "어, 수빈아, 아까 인사 잘하더라"와 같이 긍정적인 피드백을 주며 응원했다.

몇 주가 지나자, 아주 미미하지만 변화가 느껴지기 시작했다. 먼저 인사를 건넸을 때, 어색하게나마 받아 주는 동료가 생겼다. 질문에 답해 주는 선임도 있었고, 식사 시간에 옆자리에 앉아도 예전처럼 불편한 기색을 보이지 않는 동기도 있었다. 박 이병 스스로도 모든 사람이 나를 싫어하는 건 아닐지도 몰라 하는 생각이 조금씩 들기 시작했다.

물론 박 이병이 갑자기 사교적인 사람으로 변한 것은 아니었다. 여전히 그는 조용했고, 사람들 앞에 나서는 것은 어려웠다. 하지만 더 이상 모든 관계를 벽으로 느끼고 숨으려 하지는 않았다. 세상과의 연결을 향한 아주 작은 문을 연 것이다. 군 생활은 여전히 고되고 힘들었지만, 박 이병은 이제 혼자가 아니라는 느낌, 그리고 자신도 아주 조금씩은 나아질 수 있다는 희망을 품게 되었다. 박 이병의 사례는 깊은 관계의 상처와 고립감 속에서도, 따뜻한 관심과 전문적인 도움, 그리고 본인의 작은 용기가 만날 때 변화의 가능성이 열릴 수 있음을 보여 준다.

결론

박 이병의 이야기는 군대 내 대인관계 문제가 단순히 성격 차이나 사소한 다툼의 문제가 아니라, 개인의 깊은 상처와 군대라는 특수한 환경이 만나 발생할 수 있는 심각한 위기임을 보여 줍니다. 위계, 폐쇄성, 동질성 압력 속에서 변화된 양상의 심리적 괴롭힘은 특히 과거의 트라우마나 관계의 어려움을 안고 입대한 장병들에게 치명적인 영향을 미칩니다. 고립감, 우울, 불안, 그리고 자살 생각으로 이어지는 이 고통의 연결고리를 끊기 위해서는, 전문적인 상담 개입을 통한 개인의 회복 지원이 필수적입니다. 박 이병의 사례처럼, 인지행동치료 기반의 접근과 작은 성공 경험을 쌓아가는 과정은 실제적인 변화를 가져올 수 있습니다. 더 나아가, 단순히 개인의 변화를 넘어, 서로의 다름을 인정하고 존중하며 심리적 안전감을 느낄 수 있는 병영 문화를 만들어 가는 것이 무엇보다 중요합니다. 함께 있지만 홀로 고통받는 장병들의 침묵의 외침에 응답해야 합니다. 박 이병과 같이 관계의 고통이 깊어질 때, 그 마음속에는 어떤 어두운 그림자가 드리워질까요? 다음 장에서는 침묵의 고통 - 군 우울증의 특징을 통해 그 심연을 더 깊이 들여다보겠습니다.

제2장

침묵의 고통
- 군 우울증의 특징

매일 아침, ○○포병대대 본부포대 김나라(가명) 이병의 가슴 위에는 무거운 돌덩이가 놓인 듯한 갑갑함이 느껴진다. 눈을 뜨는 순간부터 시작되는 군대에서의 하루가 견딜 수 없이 고통스럽게 다가오기 때문이다. 김 이병은 본래 내성적인 성격으로, 입대 전에도 소수의 친구들과 깊이 어울리는 편이었고 혼자만의 시간을 통해 에너지를 얻곤 했다. 대학교 공강 시간에는 조용히 벤치에 앉아 있거나 도서관에서 책을 읽으며 시간을 보내는 것을 좋아했다.

그러나 군대는 김 이병에게 혼자 있을 단 한순간도 허락하지 않았다. 24시간 동기, 선임들과 부대껴야 하는 생활은 김 이병에게 보이지 않는 감옥과 같았다. 측지병이라는 보직은 낯설었고, 본부포대의 온갖 잡다한 업무까지 처리해야 했지만, 모르는 것을 선임에게 물어볼 용기가 나지 않았다. 작은 질문조차 꺼내기 두려워 머뭇거리다 보니 실수가 잦아졌고, 업무는 점점 더 어렵게만 느껴졌다. 처음에는 조언을 해 주던 선임들도 점차 핀잔을 넘어 노골적인 무시나 짜증 섞인 반응을 보이기 시작했고, 등 뒤에서는 김 이병을 향한 비난의 말들이 오갔다.

어느새 김 이병은 식사 시간에도, 쉬는 시간에도 홀로 앉아 있었다. 동기들은 은근히 피하는 듯했고, 분대원들은 분대 내의 소소한 일조차 김 이병에게 알려 주지 않았다. 김 이병은 점점 더 깊은 소외감과 고립감 속으로 가라앉았다. '나는 왜 이렇게 쓸모없을까?', '아무도 나를 좋아하지 않아', '나는 이 조직에 전혀 어울리지 않는 존재야' 하는 자책과 열등감이 머릿속을 떠나지 않았다. 활기차게 움직이는 동료들 사이에서 자신만 외딴 섬처럼 느껴졌고, 모든 의욕을 잃어버렸다. 이제 김 이병에게 군 생활은 더 이상 견딜 수 없는 고통 그 자체였고, 여기서 벗어날 수만 있다면… 하는 생각만이 간절해졌다.

  김 이병의 사례는 군대라는 특수한 환경 속에서 많은 장병이 경험할 수 있는 우울의 단면을 보여 줍니다. 서론에서 살펴보았듯이, 오늘날 군 장병들이 겪는 심리적 어려움의 핵심에는 관계의 문제가 자리하고 있지만, 이러한 고통은 종종 김 이병처럼 우울이라는 더욱 깊고 어두운 그림자를 동반합니다. 군대라는 특수한 환경은 민간 사회와는 다른 방식으로 우울증을 유발하고, 그 증상 또한 독특한 양상으로 나타나게 만듭니다. 하지만 정신력을 강조하는 문화와 낙인에 대한 두려움 속에서 장병들은 자신의 고통을 애써 감추려 하고, 이는 적절한 도움을 받지 못하게 하여 더 큰 비극으로 이어질 수 있습니다. 이 장에서는 군 복무 환경이 어떻게 우울감을 증폭시키는지 살펴보고, 군대 내 우울증의 특징적인 모습과 이를 극복하기 위한 상담적 접근 방법, 그리고 동료와 지휘관의 역할에 대해 심도 있게 논의하고자 합니다.

군복 입은 마음의 무게

군 입대는 개인의 삶에 있어 단순한 환경 변화를 넘어, 때로는 군복 입은 우울이라 표현할 수 있을 만큼 독특하고 복합적인 심리적 압박을 동반합니다. 군 복무 환경 자체가 다양한 스트레스 요인을 내포하고 있어, 이는 우울증 발병의 위험을 높이는 중요한 배경이 됩니다. 엄격한 통제와 극도로 제한된 자율성, 익숙했던 가족, 친구 등 사회적 지지망과의 갑작스러운 단절, 낯선 환경과 사람들 속에서의 밀착된 공동생활, 고된 신체 훈련과 정신적 긴장이 상시적으로 요구되는 생활, 그리고 자신의 의지와는 무관하게 결정되는 미래에 대한 불확실성 등은 입대한 장병들의 심리적 자원을 지속적으로 소진시키는 요인들입니다.

특히, 대부분의 장병이 입대하는 20대 초반은 사회 경험이 아직 부족하고 자아 정체성을 한창 확립해 나가는 매우 민감한 시기입니다.

이러한 발달 단계에 있는 청년들에게 군대라는 급격한 환경 변화와 위에서 언급한 다층적인 압박감은 적응 과정 자체를 매우 힘들게 만들 수 있으며, 기존에 약하게 가지고 있던 우울 성향을 증폭시키거나 새롭게 우울 증상을 유발하는 결정적인 기제가 될 수 있습니다.

이러한 군대 특유의 전반적인 스트레스 요인들은 구체적으로 다음과 같은 측면에서 장병들의 우울감에 깊숙이 영향을 미칩니다.

■ **통제력 상실**

입대와 동시에 장병들은 자신의 삶에 대한 주도권을 상당 부분 상실합니다. 기상 시간, 식사 메뉴, 일과 내용, 취침 시간은 물론, 심지어 개인적인 용무나 휴식 시간까지도 엄격한 규율과 지휘관의 통제하에 놓입니다. 개인의 의지와 선택, 자율성이 존중받던 이전의 삶과는 극명한 대조를 이룹니다. 상명하복의 위계질서 속에서 개인은 거대한 시스템의 부속품처럼 느껴지기 쉬우며, 이러한 자율성 박탈과 통제력 상실 경험은 깊은 무력감과 좌절감을 유발합니다. 특히 독립적인 성향이 강하거나 자신의 삶을 스스로 계획하고 통제하려는 욕구가 높은 청년들에게 이는 극심한 스트레스 요인이 되어 우울감으로 직결될 수 있습니다.

■ 분리 불안 및 고립감

대부분의 장병들에게 군 입대는 생애 처음으로 가족, 친구, 연인 등 자신에게 안정감을 주던 익숙하고 지지적인 관계망과 장기간 강제로 분리되는 경험입니다. 제한된 연락 수단(최근 휴대전화 사용이 허용되었지만, 여전히 시간과 공간의 제약이 있습니다)과 물리적 거리는 정서적 유대감을 유지하기 어렵게 만들고, 이는 심리적 고립감과 외로움을 심화시킵니다. 특히 입대 전 애착 관계에 어려움이 있었거나, 정서적으로 의지할 만한 지지 기반이 취약했던 장병의 경우, 이러한 급작스러운 분리는 극심한 불안과 슬픔, 나아가 버려졌다는 느낌과 우울감으로 이어질 위험이 높습니다. 익숙한 환경과 예측 가능한 관계에서 오는 안정감을 박탈당한 채, 낯선 사람들과 24시간 밀착하여 공동생활을 해야 하는 부담감 역시 그 자체로 상당한 스트레스이며 우울의 씨앗이 될 수 있습니다.

■ 미래에 대한 불안감

군 복무는 필연적으로 학업의 중단이나 사회 경력의 단절을 가져옵니다. 특히 급변하는 사회 속에서 나만 뒤처지는 것은 아닐까 하는 불안감, 제대 후 학업이나 취업 시장에 잘 적응할 수 있을지에 대한 막연함, 불확실한 미래에 대한 걱정은 장병들에게 큰 심리적 짐이 됩니다. 더욱이 군 복무 중 고된 훈련을 따라가지 못하거나, 업무 부적응, 대인 관계의 어려움 등을 경험하게 되면 자존감이 크게 손상되고, 이는 미래에 대한 부정적인 전망을 더욱 강화하여 우울감을 증폭시키는 악순환으로 이어질 수 있습니다. 간부들의 경우, 병사들과는 또 다른 차원에서 진급이나 장기복무 선발 등에 대한 경쟁 압박과 경력 관리에 대한 불안감이 중요한 스트레스 요인이 됩니다.

이러한 기본적인 환경 요인에 더해, 동료 집단 내에서의 관계 문제(따돌림, 언어폭력, 집단적 괴롭힘, 소외 등)는 우울증 발병에 있어 가장 직접적이고 파괴적인 영향을 미치는 촉매제 역할을 합니다. 이론적으로는 가장 든든한 지지 자원이 되어야 할 전우들이 오히려 고통의 근원이 될 때, 장병들은 극심한 배신감과 절망감을 느끼며 깊고 어두운 우울의 늪으로 빠져들기 쉽습니다.

군 우울증 증상의 특수성

우울증의 핵심적인 증상들, 예를 들어 지속적인 슬픔, 흥미나 즐거움의 상실, 에너지 부족 등은 군대 내외를 막론하고 공통적으로 나타날 수 있습니다. 하지만 군대라는 특수한 환경과 문화는 우울증이 발현되는 양상에 상당한 영향을 미쳐, 민간 사회에서 관찰되는 모습과는 다른 몇 가지 두드러진 특징들을 보이게 만듭니다. 특히 강인함과 정신력을 유독 강조하고 약점을 드러내는 것을 터부시하는 군 조직 문화는 장병들이 자신의 심리적 고통을 표현하는 방식 자체를 왜곡하거나 억압하는 경향이 있습니다.

이러한 맥락에서 군대 내 우울증은 다음과 같은 특수성을 보이며, 이는 종종 민간에서의 우울증 양상과 차이를 나타냅니다.

■ 감정 표현의 왜곡 - 슬픔 대신 짜증, 분노, 반항

민간에서는 우울감의 주된 표현이 슬픔, 눈물, 무기력감 등으로 나타나는 경우가 많지만, 군대 내에서는 이러한 직접적인 감정 표현이 나약함의 증거로 받아들여질 수 있다는 두려움이 큽니다. 이 때문에 내면의 우울감이 겉으로는 오히려 짜증, 예민함, 사소한 일에 대한 분노 폭발, 지시 불이행이나 반항적인 태도 등으로 표출되는 경우가 상대적으로 흔합니다. 통제력이 상실된 환경에 대한 불만이나 대인관계 갈등 속에서 이러한 행동은 더욱 두드러질 수 있으며, 이는 단순히 성격 문제나 기강 해이로 오해받기 쉽습니다. 슬픔을 직접 표현하기 어려워 그 에너지가 다른 방식으로 터져 나오는 것입니다.

■ 신체적 호소의 증가 - 마음 대신 몸의 통증

자신의 심리적 불편감(예: 우울하다, 불안하다)을 직접 언어화하여 도움을 요청하는 것이 어려운 분위기 속에서, 많은 장병이 원인이 명확하지 않은 신체적 증상을 통해 고통을 호소하는 경향을 보입니다. 민간에서도 신체 증상을 동반하는 경우가 있지만, 군대 내에서는 이것이 주요 호소 문제가 되는 경우가 더 많습니다. 예를 들어, 지속적인 두통, 소화불량, 복통, 가슴 답답함, 만성 피로, 근육통 등을 호소하며 의무실을 자주 찾거나 진료 및 검사를 반복적으로 받습니다. 이는 자신의 고통을 표현하는 비교적 안전한 방식이자, 주변의 관심을 얻고 잠시나마 힘든 상황에서 벗어나려는 무의식적인 신호일 수 있습니다. 그러나 이러한 신체 증상들은 명확한 의학적 원인이 밝혀지지 않는 경우가 많아 꾀병 혹은 복무기피로 오인되거나 적절한 심리적 지원으로 연결되지 못하고 방치될 위험이 큽니다.

■ 적극적인 은폐와 가면 쓰기

군 조직 내에서 정신적 어려움이 알려졌을 때 받게 될 불이익(동료들의 시선, 간부의 평가, 관심병사 낙인 등)에 대한 현실적인 두려움 때문에, 많은 장병이 자신의 고통을 의도적으로 숨기거나 위장하려는 노력을 합니다. 겉으로는 아무렇지 않은 척, 심지어 과도하게 쾌활하거나 규율에 지나치게 순응하는 모습을 보이기도 합니다. 이는 민간에서도 사회적 낙인 때문에 어느 정도 나타날 수 있지만, 폐쇄적이고 위계적인 군 조직의 특성상 그 압박이 훨씬 커서 가면을 쓰는 경향이 더욱 두드러질 수 있습니다. 이러한 은폐는 주변에서 문제를 조기에 인지하는 것을 매우 어렵게 만듭니다.

■ 기능 저하의 미묘한 신호들 - 의욕보다는 수행 능력 문제로 인식

우울증의 핵심 증상인 의욕 저하와 에너지 부족은 군 복무 수행 능력에 직접적인 영향을 미칩니다. 민간에서는 학업이나 직장 생활에서의 성과 저하, 사회 활동 감소 등으로 나타날 수 있다면, 군대에서는 이것이 훈련 집중력 저하, 잦은 업무 실수, 지시 사항 망각, 개인 정비 불량(위생 상태 등), 경계 근무 태만 등 구체적인 행동 문제로 관찰됩니다. 이는 개인의 의욕 부족 문제보다는 능력 부족이나 태도 불량, 게으름 등으로 해석될 가능성이 높습니다. 또한, 우울증으로 인한 인지 기능 저하(집중력, 판단력 저하)는 총기나 장비를 다루는 군 환경에서 안전사고 위험을 증가시키는 심각한 문제로 이어질 수 있으며, 이는 민간 환경보다 더 즉각적이고 치명적인 결과를 초래할 수 있습니다.

■ 오인과 조기 개입의 어려움

앞에서 언급한 군대 우울증의 특이적 표현 양상들(짜증/분노, 신체 증상 위주 호소, 은폐, 수행 능력 저하 등)은 결과적으로 우울증을 성격 문제, 꾀병, 기강 해이, 능력 부족 등으로 오인하게 만들 가능성을 높입니다. 민간 사회에 비해 정신건강에 대한 이해나 수용도가 낮을 수 있는 군 환경 속에서, 이러한 오해는 장병이 적시에 필요한 도움과 지지를 받는 것을 가로막는 가장 큰 장애물이 됩니다. 조기 발견과 개입이 늦어질수록 증상은 악화되고 만성화될 위험이 커집니다.

결론적으로, 군대 내 우울증은 강인함을 강요하는 문화적 압박과 폐쇄적인 환경 속에서 민간과는 다른 양상으로 나타나는 경우가 많습니다. 직접적인 슬픔의 표현보다는 짜증이나 분노, 신체적 고통 호소, 혹은 철저한 가면 뒤의 기능 저하 등으로 드러날 수 있기에, 주변 동료들과 지휘관들은 이러한 드러나지 않는 아픔의 신호들을 민감하게 포착하고 그것이 성격이나 태도의 문제가 아닌, 도움이 필요한 마음의 상태일 수 있음을 이해하려는 노력이 절실히 요구됩니다.

남성 중심 문화와 버티기의 딜레마

군대 내 우울증을 더욱 어렵게 만드는 것은 단순히 개인적인 편견을 넘어, 군 조직의 깊숙이 자리 잡은 남성 중심 문화와 그로 인한 복합적인 요인들입니다. 군대는 본질적으로 강인함, 집단주의, 임무 완수 등을 강조하는 조직이며, 이러한 특성을 통해 적과 싸워 이기는 군대가 만들어지며, 조직이 유지됩니다. 이런 환경은 분명 어쩔 수 없는 측면이 있으며, 그 자체로 장단점이 동시에 있습니다. 그러나 이러한 문화는 정신건강 문제에 있어서는 심각한 장벽으로 작용합니다.

- **문화적 낙인과 남성성의 압박**

'사나이는 힘든 티를 내는 것이 아니다', '고통은 정신력으로 극복해야 진정한 군인이다'와 같은 믿음은 여전히 강력합니다. 심리적 어려움을 표현하는 것은 나약함의 증거이자, 남자답지 못함, 나아가 군인답지 못함으로 해석될 수 있습니다. 이러한 암묵적인 압박감 속에서 장병들은 자신의 고통을 약점으로 간주하고 필사적으로 숨기려 합니다. 특히 동료 집단 내에서 이러한 압력은 더욱 강하게 작용하여, 힘듦을 호소하는 동료를 이해하고 지지하기보다 나약한 존재로 치부하고 배척하는 분위기가 형성될 수 있습니다. 이는 단순한 편견을 넘어, 실제적인 사회적 고립으로 이어질 수 있다는 두려움을 낳습니다.

■ 관심병사[1]라는 현실적 딜레마

도움을 요청했을 때 따라올 수 있는 관심병사라는 꼬리표는 단순한 낙인을 넘어 현실적인 부담으로 작용합니다. 물론 관심병사 제도는 도움이 필요한 인원을 식별하여 관리하고 지원하기 위한 목적을 가지고 있지만, 현실에서는 종종 관리의 용이성을 위해 분류되거나, 혹은 해당 장병이 더 많은 감시와 통제를 받게 되고 때로는 은근한 따돌림의 대상이 되는 역효과를 낳기도 합니다. 이런 상황을 인지하고 있는 장병 입장에서는, 어설프게 힘듦을 호소했다가 오히려 더 힘든 상황에 처하느니, 어느 정도까지는 참고 버티는 것이 차라리 더 나은 선택지처럼 느껴질 수 있습니다. 즉, 편견과 낙인이 존재한다는 것을 넘어, 그것이 실질적인 불이익으로 이어질 수 있다는 현실 인식이 도움 요청을 가로막는 것입니다.

---

1) 현재는 도움·배려 병사로 용어가 바뀌었으나, 관습적으로 관심병사라는 용어를 자주 사용합니다.

■ 모호한 경계선과 버티기의 한계

　우울증이나 심리적 고통은 혈압이나 혈당처럼 명확한 수치로 정상과 비정상을 구분하기 어렵습니다. 어디까지가 군 생활에 적응하며 누구나 겪을 수 있는 일시적인 스트레스 반응이고, 어디부터가 전문가의 도움이 필요한 우울증인지 그 경계가 모호합니다. 이 때문에 장병 스스로도 '내가 유난히 나약한 것인가?' 혹은 '이 정도는 남들도 다 참고 견디는 것 아닌가?' 하는 혼란을 겪기 쉽습니다. 따라서 어느 정도 수준까지는 스스로의 의지와 노력으로 어려움을 극복하려는 시도가 필요하고 또 자연스러울 수 있습니다. 하지만 문제는, 그 어느 정도를 넘어서서 명백히 도움이 필요한 상태임에도 불구하고 계속해서 혼자 버티려고만 할 때 발생합니다. 개인의 의지만으로는 극복할 수 없는 수준의 고통을 방치하면 상태는 더욱 악화되고, 자칫 돌이킬 수 없는 결과로 이어질 수 있습니다.

■ 군의 특수성과 비밀 보장에 대한 불신

　정신과 진료 기록이나 상담 사실이 군 생활(특히 간부의 경우 진급 등)이나 추후 사회생활에 부정적인 영향을 미칠 것이라는 두려움은 여전합니다. 또한, 병영생활전문상담관이나 군의관에게 털어놓은 내용이 지휘계통으로 보고되어 불이익을 받을 수 있다는 불신감 역시 도움 요청을 가로막는 중요한 요인입니다.

결론적으로, 군대 내 우울증에 대한 도움 요청의 어려움은 단순한 개인적 의지의 문제가 아니라, 남성 중심적 조직 문화, 동료 집단의 압력, 관심병사 낙인에 대한 현실적 두려움, 정신건강 문제 자체의 모호성 등이 복합적으로 얽힌 문제입니다. 따라서 단순히 "힘들면 말하라"고 독려하는 것을 넘어, 장병들이 어느 정도의 어려움은 동료들과 함께 건강하게 극복해 나갈 수 있는 환경을 조성하는 동시에, 그 어느 정도를 넘어선 도움이 필요한 시점에서는 안전하게 도움을 요청하고 실질적인 지원을 받을 수 있다는 신뢰를 구축하는 것이 무엇보다 중요합니다. 이는 군 조직 문화의 점진적인 변화와 함께, 상담 및 의료 지원 시스템의 접근성, 전문성, 그리고 무엇보다 비밀 보장에 대한 철저한 신뢰 확보를 통해 이루어질 수 있을 것입니다.

생각과 행동의 변화를 통한 극복 전략

군대 내 우울증은 개인의 의지만으로 극복하기 어려운 경우가 많지만, 다행히 효과적인 상담적 개입을 통해 충분히 호전될 수 있습니다.

특히 부대에 정기적으로 방문하는 병영생활전문상담관과의 만남은 장병들이 비교적 쉽게 전문적인 도움을 받을 수 있는 중요한 통로입니다. 다양한 상담 기법 중에서도, 인지행동치료(Cognitive Behavioral Therapy, CBT)는 우울증 치료에 있어 그 효과가 광범위하게 입증되었으며, 군대라는 특수한 환경 속에서 매우 실용적으로 적용될 수 있는 강력한 접근법입니다.

■ 인지행동치료(CBT)의 핵심 원리와 군대 맥락에서의 적용

CBT의 핵심 원리는 우리의 감정(예: 우울감, 불안감)과 행동이 특정 상황 자체보다는 그 상황에 대한 우리의 생각(인지)에 의해 더 큰 영향을 받는다는 것입니다. 즉, 어떤 사건을 어떻게 해석하고 받아들이느냐가 우리의 기분과 행동을 결정한다는 관점입니다. 따라서 CBT는 우울감을 유발하고 지속시키는 역기능적 사고 패턴과 그에 따른 비적응적 행동 방식을 함께 파악하고, 이를 보다 현실적이고 건강한 방향으로 변화시켜 나가도록 돕는 데 초점을 맞춥니다. 이는 마치 새로운 기술을 배우고 꾸준히 연습하는 과정과 유사하며, 군 생활의 어려움에 대처하는 실질적인 도구를 제공합니다.

다음은 군대 맥락에서 CBT가 구체적으로 어떻게 활용될 수 있는지 보여 주는 5가지 실용적인 예시입니다.

■ **예시 1** - 훈련/업무 실수 후의 자기 비난 다루기(부정적 자동 사고 수정)

상황

병사가 중요한 훈련이나 행정 업무에서 실수를 하여 크게 자책하며 "나는 역시 쓸모없어. 고문관이야"라고 생각하고 우울감에 빠짐.

CBT 적용

상담관은 먼저 그 생각이 떠오를 때의 감정과 그 생각의 타당성을 탐색합니다. "정말 한 번의 실수로 모든 것이 쓸모없어지는 건가요?"와 같이 질문하며 부정적 자동 사고를 식별하고 그 근거를 검토합니다. 실수의 다른 원인(피로, 난이도, 경험 부족 등)을 함께 찾아보고, 그 생각이 지나치게 일반화되었거나 극단적(흑백논리)이지 않은지 확인합니다. 이후 "실수했지만, 이걸 통해 배울 점은 무엇일까?", "다음에는 어떻게 다르게 해 볼 수 있을까?"와 같이 보다 건설적이고 균형 잡힌 대안적 사고를 연습하도록 돕습니다. 이는 자존감을 보호하고 문제 해결 능력을 향상시킵니다.

■ 예시 2 - 무기력감과 사회적 위축 극복하기(행동 활성화)

상황

우울감으로 인해 매사에 의욕을 잃고 생활관에 누워만 있거나, 식사 시간 외에는 동료들과 거의 어울리지 않고 혼자 지내는 병사.

CBT 적용

행동이 기분을 변화시킬 수 있다는 원리에 기반한 행동 활성화 기법을 사용합니다. 상담관은 병사와 함께, 현재 기분이 내키지 않더라도 아주 작은 활동부터 계획하고 실천하도록 격려합니다. 예를 들어, 하루에 한 번 동기에게 먼저 인사하기, 점호 후 10분간 스트레칭하기, 주말 종교 활동 참석하기, 체력단련 시간에 5분이라도 걷거나 뛰기, 좋아하는 음악 듣기 등 군대 내에서 실현 가능하고 구체적인 활동 목록을 만듭니다. 중요한 것은 완벽한 수행이 아니라 일단 시작하는 것입니다. 작은 성공 경험이 쌓이면서 점차 에너지 수준이 높아지고 긍정적인 감정을 경험할 기회가 늘어납니다.

■ 예시 3 - 과도한 미래 걱정 및 평가 불안 다루기(걱정 관리 및 문제 해결)

상황

병사나 간부가 자신의 미래(진급, 제대 후 진로 등)나 타인의 평가에 대해 끊임없이 걱정하며 불안해하고, 이로 인해 현재의 임무 수행에 집중하지 못하거나 회피하는 행동을 보임.

CBT 적용

먼저 걱정의 내용과 패턴을 구체적으로 파악합니다. "최악의 상황이 실제로 일어날 확률은 얼마나 될까?", "걱정하는 것이 문제 해결에 도움이 되는가?" 등의 질문으로 걱정의 비합리적인 측면을 탐색합니다(인지 재구성). 동시에, 해결 가능한 문제와 통제 불가능한 걱정을 구분하고, 해결 가능한 문제에 대해서는 구체적인 문제 해결 기술 훈련을 합니다(문제 정의 → 대안 탐색 → 실행 계획 → 평가). 통제 불가능한 걱정에 대해서는 걱정 시간 정하기 기법이나 이완 훈련, 마음챙김 연습 등을 통해 걱정에 압도당하지 않고 현재에 집중하는 연습을 합니다.

■ **예시 4** - 대인관계에서의 불안 및 회피 행동 감소시키기(점진적 노출 및 사회 기술 훈련)

상황

다른 사람들의 시선이나 평가를 지나치게 의식하여 선임이나 동료에게 다가가거나 질문하는 것을 어려워하고, 회식이나 단체 활동을 의도적으로 피하는 병사.

CBT 적용

대인관계에서의 불안을 유발하는 구체적인 상황과 그때의 부정적인 생각("내가 말실수할 거야", "나를 싫어할 거야")을 파악합니다. 이러한 생각이 과연 현실적인지 증거를 찾아보며 인지 재구성을 시도합니다. 동시에 불안을 느끼는 상황에 점진적으로 노출하는 계획을 세웁니다. 예를 들어, 쉬운 상대에게 먼저 인사하기 → 업무 관련 간단한 질문하기 → 식사 시간에 옆자리 동료에게 말 걸기 → 소그룹 활동에 참여하기와 같이 불안 수준이 낮은 단계부터 높은 단계로 차근차근 도전합니다. 필요한 경우, 기본적인 사회 기술(경청하기, 자기표현하기, 부탁하고 거절하기 등)을 역할극 등을 통해 연습할 수도 있습니다.

■ **예시 5** - 잦은 짜증과 분노 반응 조절하기(감정 조절 훈련)

상황

사소한 자극(예: 갑작스러운 작업 지시, 동료의 작은 실수)에도 쉽게 짜증을 내거나 분노를 표출하여 대인관계 갈등을 반복적으로 일으키는 병사. (이는 우울감이 분노로 표현되는 경우일 수 있음)

CBT 적용

자신의 분노 유발 요인과 분노가 나타나기 전의 신체적/생각적 경고 신호를 알아차리는 연습을 합니다. 분노를 유발하는 자동적 사고("날 무시하는군", "이건 불공평해")를 찾아내어 그 타당성을 검토하고 대안적 해석을 탐색합니다(인지 재구성). 또한, 화가 치밀어 오를 때 즉각적으로 반응하는 대신 잠시 멈추어 심호흡을 하거나, 자리를 피하는 등의 충동 조절 기술을 배웁니다. 자신의 감정과 욕구를 비난이나 공격 대신 솔직하고 존중적으로 표현하는 자기표현 훈련도 도움이 됩니다. 이러한 기술들을 상담 시간에 연습하고 실제 생활에서 적용하며 효과를 점검합니다.

■ 군 문화와 CBT - 정신력 강화 훈련으로서의 재구성 전략

CBT의 효과성에도 불구하고, 군대라는 특수한 문화 속에서는 심리 치료 자체에 대한 거부감이나 낙인이 존재할 수 있습니다. 앞서 논의했듯이, 군 문화는 강인함, 규율, 어려움의 극복, 적극적인 문제 해결 등을 높이 평가하는 경향이 있습니다. 이러한 배경 속에서 우울증과 같은 정신 질환은 종종 개인의 나약함이나 의지 부족으로 치부되어 심한 낙인을 유발할 수 있습니다.

바로 이때 CBT의 또 다른 강점이 발휘될 수 있습니다. CBT는 내담자가 수동적으로 치료를 받는 것이 아니라, 자신의 생각과 행동 패턴을 적극적으로 탐색하고, 배운 기술을 꾸준히 연습하여 스스로 변화를 만들어 가는 능동적인 과정을 강조합니다. 즉, 문제를 회피하는 것이 아니라 직면하고 해결책을 찾아나가는 훈련(Training)과 기술 습득(Skill Acquisition)의 측면이 강합니다.

따라서 CBT를 단순히 정신 질환 치료라는 틀에서 벗어나, 군 문화에 더 친숙하고 수용적인 용어로 재구성(Reframing)하여 접근하는 전략이 매우 효과적일 수 있습니다. 예를 들어, CBT를 다음과 같이 설명하는 것입니다.

① 스트레스 관리 능력 향상 프로그램: 군 생활의 스트레스에 효과

적으로 대처하는 방법을 배우고 연습합니다.

② 문제 해결 능력 강화 훈련: 어려운 상황에 직면했을 때 좌절하지 않고 합리적으로 문제를 분석하고 해결책을 찾는 기술을 익힙니다.

③ 회복 탄력성(Resilience) 증진 과정: 역경 속에서도 심리적 균형을 유지하고 회복하는 능력을 키웁니다.

④ 마음 건강 관리 기술 훈련: 자신의 감정과 생각을 건강하게 관리하는 구체적인 기술을 배우고 실습합니다.

이처럼 CBT를 정신력 강화나 자기계발의 관점에서 제시한다면, 심리치료에 대한 부정적인 선입견이나 낙인을 상당 부분 완화할 수 있습니다. 이는 장병들 스스로가 도움을 받는 것에 대한 심리적 장벽을 낮출 뿐만 아니라, 지휘관들에게도 부대원의 전투력 및 임무 수행 능력 향상에 도움이 되는 훈련으로 인식되어 제도 도입 및 활용에 대한 지지와 협조를 얻는 데 유리할 수 있습니다. 결과적으로 더 많은 장병이 필요할 때 주저하지 않고 적극적으로 도움을 구할 수 있도록 장려하는 효과적인 전략이 될 것입니다.

동료 및 지휘관의 역할 - 보고·듣고·말하기(보듣말)

병영생활전문상담관의 전문적인 역할만큼이나 중요한 것은 장병을 가장 가까이에서 지켜보는 동료와 지휘관의 역할입니다. 이들은 우울증을 포함한 정신적 어려움을 조기에 발견하고 필요한 도움을 받을 수 있도록 연결하는 게이트키퍼(Gatekeeper, 생명지킴이)로서 군대 내 정신건강 지원 시스템의 핵심적인 축을 담당합니다.

실제로 대한민국 군에서는 게이트키퍼의 중요성을 인식하고, 매년 전 장병을 대상으로 자살 예방 교육을 시행하고 있습니다. 이 교육의 핵심적인 실천 방안으로 강조되는 것이 바로 '보듣말' 원칙입니다. 이는 보고(See), 듣고(Listen), 말하기(Speak)의 앞 글자를 딴 것으로, 어려움을 겪는 전우를 발견하고 지원하기 위한 구체적인 행동 지침입니다.

- **보고(See)**

주변 동료의 행동이나 감정 상태 변화를 주의 깊게 살펴보고 위험 신호를 감지하는 단계입니다. 평소와 다른 모습(예: 자살에 대한 직간접적인 언급, 식욕/수면 변화, 짜증 증가, 업무 실수 잦음 등)을 알아차리는 것이 중요합니다.

- 듣고(Listen)

어려움을 겪는 동료의 이야기를 비난하거나 평가하지 않고 진심으로 귀 기울여 들어 주는 단계입니다. 공감적인 태도로 상대방이 자신의 고통을 안전하게 표현할 수 있도록 지지해 주는 것이 핵심입니다.

- 말하기(Speak)

동료의 이야기를 들어 주는 것을 넘어, 혼자서 해결하기 어려운 문제라고 판단될 경우 전문가(상담관, 군의관 등)나 지휘계통(분대장, 소대장 등)에 도움을 요청하도록 연결하고 이야기하는 단계입니다. "함께 상담관에게 가 보자"고 권유하거나, 상황의 심각성을 판단하여 보고하는 등 적극적인 조치를 포함합니다.

이러한 보듣말 원칙은 동료와 지휘관 모두에게 적용될 수 있으며, 각각의 위치에서 다음과 같은 역할을 수행함으로써 더욱 효과적인 지지 시스템을 구축할 수 있습니다.

■ **동료의 역할** - 보고, 듣고, 말하기의 실천자

세심한 관찰(보고)

함께 생활하는 동료들은 미묘한 행동 변화나 감정 상태를 가장 먼저 알아차릴 수 있습니다. 평소와 다른 동료의 모습을 발견하는 것이 보듬말의 시작입니다.

따뜻한 관심과 경청(듣고)

"무슨 일 있니?", "힘든 일 있으면 나에게 이야기해도 괜찮아"와 같은 공감적인 표현으로 다가가 이야기를 진심으로 들어 주는 것만으로도 큰 힘이 될 수 있습니다. 비난이나 섣부른 조언보다는 지지적인 태도가 중요합니다.

적극적인 연결(말하기)

동료가 혼자 힘들어하거나 도움 요청을 주저할 때, 상담관이나 간부에게 함께 가자고 권유하거나, 대신 상황을 알리는 등 적극적으로 도움의 다리를 놓아주는 역할을 할 수 있습니다. 동료 간 상호 존중과 배려의 문화를 바탕으로 보듬말을 자연스럽게 실천하는 분위기가 중요합니다.

■ **지휘관의 역할** - 보듣말 환경 조성 및 지원자

환경 조성

지휘관은 장병들이 심리적 어려움을 겪을 때 처벌이나 불이익에 대한 두려움 없이 솔직하게 자신의 상태를 말할 수 있고, 주변 동료들이 이를 보고, 들어 줄 수 있는 심리적 안전지대를 부대 내에 조성해야 합니다. 보듣말 교육의 중요성을 강조하고 실천을 독려하는 리더십이 필요합니다.

솔선수범과 민감성(보고, 듣고)

지휘관 스스로 장병들의 상태 변화에 관심을 기울이고(보고), 고충을 털어놓을 때 권위적인 태도보다는 열린 마음으로 경청하는(듣고) 자세를 보여야 합니다. 이를 위해 우울증 등 정신건강 문제의 징후를 식별할 수 있는 기본적인 지식 습득이 요구됩니다.

적극적인 연계 및 지원(말하기 지원)

장병이 도움을 요청하거나 동료가 말하기를 통해 보고해 왔을 때, 이를 심각하게 받아들이고 신속하게 상담관 연계, 의료적 조치 등을 지원해야 합니다. 상담 내용에 대한 비밀 보장을 최대한 존중하고, 도움을 구하는 행동이 결코 불이익으로 이어지지 않는다는 신뢰를 구축

하는 것이 매우 중요합니다. 관리 부담을 덜기 위해 문제를 회피하기보다, 장병의 회복과 적응을 최우선으로 지원하는 태도를 견지해야 합니다.

군대 내 우울증은 단순히 개인의 약함이나 의지의 문제가 아니라, 군 복무라는 특수한 환경적 압박과 개인의 취약성, 그리고 조직 문화가 복합적으로 작용한 결과입니다. 특히 강인함을 중시하는 문화 속에서 우울증은 종종 드러나지 않거나 비전형적인 방식으로 표현되어 조기 발견과 개입을 어렵게 만듭니다. 또한, 도움 요청에 따르는 현실적인 낙인과 불이익에 대한 두려움은 장병들을 더욱 침묵하게 만듭니다.
하지만 인지행동치료(CBT)와 같은 효과적인 상담 기법은 장병들이 자신의 생각과 행동을 변화시켜 어려움을 극복하도록 돕는 실질적인 도구를 제공합니다. 특히 CBT를 정신력 강화 훈련 등으로 재구성하여 접근하는 것은 군 문화 내 수용성을 높여 심리 지원의 문턱을 낮추는 데 기여할 수 있습니다. 궁극적으로 군대 우울증 문제 해결을 위해서는 전문적인 상담 시스템 강화와 더불어, 동료와 지휘관 모두가 관심을 가지고 참여하는 다층적인 지지 체계를 구축하고, 정신건강 문제에 대한 편견 없는 건강한 병영 문화를 만들어 나가는 노력이 병행되어야 할 것입니다.

제3장

숨 막히는 순간들
- 불안과 공황에 대한 심리치료적 개입

김성균(가명) 상사는 올해로 복무 20년째다. 누구보다 성실하게 일했고, 누구보다 부하들을 아꼈다. 하지만 최근 몇 달간, 단 한 명의 병사와 그 부모 때문에 김 상사의 일상은 완전히 흔들리고 있다.

그 병사는 민간 병원을 다녀온 이후, 부모에게 상황을 과장되게 전달했다. 부모는 군에서 제대로 된 치료를 받지 못했다며 거듭된 항의와 민원을 넣었고, 시도 때도 없는 전화와 문자는 물론, 국방부 홈페이지 민원 접수와 조사까지 이어졌다. 김 상사는 상황을 바로잡기 위해 관련 서류를 다시 확인하고, 절차를 다시 설명했지만, 정작 자신은 억울하다는 말조차 꺼내기 어려운 위치에 있었다.

그즈음부터 김 상사는 이상한 신체 반응을 경험하기 시작했다. 해당 병사 부모의 번호로 전화가 오기만 해도 가슴이 뛰고, 숨이 가빠지고, 손이 떨리는 증상이 반복됐다. 마치 무언가에 눌린 것처럼 심장이 조여 오고, 이대로 쓰러지는 건 아닐까 하는 두려움이 몰려왔다.

주말, 집에서 가족들과 쉬던 중에도 갑작스러운 흉부 압박감과 숨 막힘, 심장 조임 증상이 나타났다. 놀란 가족과 함께 근처 응급실로 향했고, 여러 검사를 받은 끝에 응급의학과 전문의는 뚜렷한 이상이 보이지 않는다며, 정신건강의학과 협진을 받아 보는 것이 좋겠다는 설명을 건넸다.

그 순간 김 상사는 말없이 고개만 끄덕였다. 마음 한구석으로는 자신이 약해진 건 아닐까 걱정됐고, 한편으로는 이제 정말 뭔가가 잘못되고 있구나 하는 생각이 들었다. 그날 이후 김 상사는 여전히 부대에서 묵묵히 일하고 있지만, 전화벨이 울릴 때마다, 행정병이 "부모님이 전화를 하셨다"고 말할 때마다, 심장은 여전히 위기 상황을 감지하고 있다.

김 상사의 경험은 군 생활 중 겪을 수 있는 극심한 불안의 한 단면을 보여 줍니다. 심장이 특정 자극에 격렬하게 반응하며 보냈던 위기 신호처럼, 많은 장병과 간부들이 때로는 예고 없이 찾아오는 공황 발작의 공포와 싸우거나, 혹은 타인의 시선이라는 보이지 않는 벽 앞에서 숨 막히는 사회불안을 경험합니다. 군복의 무게는 때로 이처럼 참기 힘든 불안으로 다가옵니다. 관계 문제, 우울과 더불어 불안과 공황은 군 장병들이 마주하는 주요한 심리적 어려움입니다. 이 장에서는 군대라는 특수한 환경 속에서 특히 두드러지게 나타나는 사회불안장애와 공황장애를 중심으로, 그 특징과 유발 요인, 그리고 인지행동치료

(CBT) 기반의 효과적인 심리치료 개입 전략을 심도 있게 논의하고자 합니다. 물론 과도한 걱정 등 다른 형태의 불안 문제들도 존재하며 함께 다루어져야 할 중요한 주제임을 밝힙니다.

사회불안장애 - 보이지 않는 벽 앞에서

사회불안장애(Social Anxiety Disorder)는 다른 사람들로부터 부정적으로 평가받거나 거절당할까 봐 두려워하는 사회적 상황에 대해 현저하고 지속적인 불안을 느끼는 상태입니다. 이는 단순히 내성적이거나 수줍음을 타는 것과는 다릅니다. 핵심에는 타인의 시선과 평가에 대한 극심한 공포, 그리고 자신이 창피를 당하거나 모욕감을 느낄 만한 행동을 하게 될 것이라는 믿음이 자리 잡고 있습니다.

■ 군대에서의 발현 양상

군대는 그 특성상 사회불안을 가진 이들에게 극도로 힘든 환경이 될 수 있습니다. 민간 사회에서는 불편한 사회적 상황을 의식적으로 피할 수 있었을지 모르나, 24시간 동료, 선임, 간부와 함께 생활하며 끊임없이 상호작용해야 하는 군대에서는 회피가 거의 불가능합니다. 특히 다음과 같은 상황에서 극심한 불안을 경험할 수 있습니다.

① 보고 및 질문: 선임이나 간부에게 업무 보고를 하거나 질문하는 것, 점호 시 보고하는 것 등 위계적인 관계에서의 상호작용.
② 단체 생활: 동료들과 함께 식사하기, 내무반이나 생활관에서의 공동생활, 샤워실이나 화장실 등 공동 공간 이용.
③ 집단 활동: 체육 활동, 종교 활동, 회식, 전입 초기의 자기소개나 장기자랑 등 주목받는 상황.
④ 업무 수행: 다른 사람들이 지켜보는 가운데 특정 업무(예: 행정 업무, 정비)를 수행하는 것.

인지적 및 신체적 증상

사회불안을 겪는 장병은 내가 실수하면 모두 나를 비웃을 거야, 나는 분명 바보같이 보일 거야, 아무도 나를 좋아하지 않아와 같은 부정적인 생각에 사로잡히기 쉽습니다. 불안한 상황에 직면하면 얼굴이 붉어지거나, 심장이 뛰고, 목소리나 손이 떨리며, 식은땀이 나고, 머릿속이 하얘져 아무 말도 못 하거나 얼어붙는 등의 신체 반응이 나타납니다.

기능적 영향

이러한 증상들은 군 생활 적응에 심각한 어려움을 초래합니다. 원활한 의사소통과 대인관계 형성을 방해하고, 상호작용이 필요한 업무 수행 능력을 저하시킵니다. 주변에서는 이러한 모습을 소극적이거나 불성실한 태도, 혹은 능력 부족으로 오해하여 부정적인 피드백을 주거나, 심한 경우 따돌림의 빌미가 될 수도 있습니다. 이는 결국 관심병사라는 낙인으로 이어져 더욱 심리적으로 위축되고 고립되는 악순환을 낳습니다.

공황 발작과 공황장애 - 예고 없는 심장의 비상벨

공황 발작(Panic Attack)은 특별한 외부 위협이 없음에도 불구하고, 갑작스럽게 극심한 공포감과 함께 다양한 신체 증상(심계항진, 호흡곤란, 가슴 답답함/통증, 어지러움, 메스꺼움, 몸의 떨림, 비현실감, 죽거나 미쳐 버릴 것 같은 공포 등)이 짧은 시간 내에 급격하게 나타나는 경험입니다. 이는 마치 심장이 예고 없이 비상벨을 울리는 것과 같습니다. 앞서 소개된 김 상사의 경우, 특정 스트레스 상황(병사 부모의 전화)과 연관되어 이러한 격렬한 신체 반응이 나타났지만, 공황 발작은 특별한 유발 요인 없이 완전히 예기치 않게 발생할 수도 있습니다.

■ 공황장애로의 발전

한 번의 공황 발작 경험 자체가 공황장애를 의미하지는 않습니다. 그러나 이러한 발작이 반복적으로 나타나고, 또다시 끔찍한 발작을 경험하게 될까 봐 지속적으로 걱정하며(예기 불안), 발작이 일어났던 장소나 발작이 일어나면 벗어나기 어려울 것 같은 상황(예: 훈련장, 대중교통, 폐쇄된 공간)을 의도적으로 회피하는 등 행동의 변화가 동반될 때 공황장애(Panic Disorder)로 진단합니다.

■ 핵심 메커니즘 - 신체 감각의 오해석과 악순환

공황 발작의 중심에는 신체 감각에 대한 파국적인 오해석이 있습니다. 그 과정은 다음과 같습니다.

① 유발 자극/신체 감각 인지: 스트레스, 피로, 혹은 사소한 신체 변화(약간의 가슴 두근거림, 숨 가쁨 등)를 민감하게 인지합니다.
② 파국적 오해석: "심장마비인가?", "숨 막혀 죽을 것 같아!", "이러다 쓰러지겠어!" 등 실제 위험보다 훨씬 심각하게 해석합니다.
③ 불안/공포 급증: 이 생각은 극심한 불안과 공포를 유발합니다.
④ 신체 증상 증폭: 불안은 교감신경계를 활성화시켜 심박수 증가,

호흡 가빠짐, 어지러움 등 신체 증상을 더욱 강렬하게 만듭니다.

⑤ 오해석 강화 및 악순환: 격렬해진 신체 증상은 처음의 파국적 생각이 맞다는 증거로 여겨지며 공포는 극대화되고, 이는 다시 신체 증상을 악화시키는 악순환(Vicious Cycle)을 만들어 완전한 공황 발작으로 이어집니다.

군 복무 중 공황 발작을 경험하는 것은 극심한 고통과 함께 통제력 상실감을 안겨 줍니다. 특히 훈련 중이나 경계 근무 등 중요한 임무 수행 중에 발작이 발생할 것에 대한 두려움은 안전 문제와도 직결될 수 있습니다. 또한, 잦은 의무실 방문이나 외부 병원 진료는 꾀병으로 오인받거나 동료들로부터 소외되는 원인이 될 수도 있습니다. 발작에 대한 두려움으로 특정 훈련이나 활동을 회피하게 되면 군 생활 적응에 더욱 어려움을 겪게 됩니다.

불안 유발 요인 - 군대 환경의 압박

사회불안이든 공황이든, 군대 환경은 다양한 요인을 통해 이러한 불안을 유발하거나 악화시키기 쉽습니다.

■ 평가에 대한 두려움

상명하복의 위계 구조와 끊임없는 평가는 사회불안의 핵심적인 두려움을 자극하며, 실패나 부정적 평가에 대한 압박감은 공황 발작의 스트레스 요인이 될 수 있습니다.

■ 통제 불가능한 상황

제한된 자율성과 예측 불가능성은 무력감을 유발하고 미래에 대한 불안을 증폭시켜 범불안이나 공황의 배경이 될 수 있습니다.

■ 폐쇄적 환경

24시간 밀착된 공동생활은 사회불안을 가진 이들에게는 피할 수 없는 고통이며, 스트레스 해소 기회의 부족은 전반적인 불안 수준을 높여 공황 발작의 취약성을 증가시킬 수 있습니다.

■ 외상 경험 가능성

군 복무 중 겪을 수 있는 직간접적인 외상 경험은 PTSD뿐 아니라 사회불안이나 공황장애를 포함한 다양한 불안 문제의 중요한 원인이 될 수 있습니다.

심리치료적 개입 - 숨 쉴 공간을 찾아서

다행히 사회불안과 공황장애는 효과적인 심리치료, 특히 인지행동치료(CBT)를 통해 충분히 극복하거나 관리할 수 있습니다. 병영생활전문상담관과의 상담은 이러한 전문적인 도움을 받을 수 있는 중요한 통로입니다.

- **노출 치료(Exposure Therapy)**

사회불안

불안을 느끼는 사회적 상황(예: 김 이병의 경우 선임에게 인사하기, 질문하기, 동료와 대화 시작하기 등; 김 상사의 경우 특정 번호로 걸려온 전화를 받는 연습)에 낮은 단계부터 점진적으로 직면하는 상황 노출 연습을 통해 회피 행동을 줄이고 불안에 익숙해지도록 돕습니다.

공황장애

공황 발작 시 경험하는 신체 감각(심박수 증가, 호흡 변화, 어지럼증 등)을 안전한 환경에서 의도적으로 유발하는 내수용 감각 노출을 통해, 이러한 감각들이 위험하지 않다는 것을 학습하고 파국적 오해석을 수정합니다.

- **인지 재구성(Cognitive Restructuring)**

사회불안

'모두가 나를 부정적으로 볼 거야', '나는 바보같이 보일 거야'와 같은 자동적이고 부정적인 사고 패턴을 찾아내고, 그 현실성과 타당성을 검토하며 보다 균형 잡힌 생각(예: '내가 실수해도 괜찮아', '다른 사람들은 나에게 그렇게 신경 쓰지 않을 수 있어')으로 대체하는 연습을 합니다.

공황장애

'이 심장 두근거림은 심장마비의 신호야', '나는 통제력을 잃고 미쳐 버릴 거야'와 같은 신체 감각에 대한 파국적 오해석을 식별하고, 그 증거를 찾아보며 보다 현실적인 해석(예: '심장이 뛰는 것은 불안해서이지, 위험한 것은 아니야', '이 느낌은 불쾌하지만 곧 지나갈 거야')을 하도록 돕습니다.

- 호흡 및 이완 훈련(Breathing&Relaxation Training)

복식 호흡, 점진적 근육 이완법 등은 사회적 상황에서의 긴장이나 공황 발작 시의 신체 증상을 조절하는 데 효과적인 대처 기술을 제공합니다. 불안이 고조될 때 스스로를 진정시키는 능력을 키울 수 있습니다.

- 마음챙김 기반 스트레스 감소
  (Mindfulness-Based Stress Reduction, MBSR)

현재 순간의 생각, 감정, 신체 감각을 판단 없이 알아차리는 연습을 통해, 사회적 상황에서의 자기 비판적 생각이나 공황 발작에 대한 예기 불안에 휩쓸리지 않고 거리를 두는 능력을 향상시킵니다.

약물 치료와의 병행 - 필요성과 고려사항

사회불안장애나 공황장애가 심각하여 일상 기능에 현저한 어려움을 겪는 경우, 정신건강의학과 전문의의 진료를 통해 약물 치료를 병행하는 것이 효과적일 수 있습니다. 약물은 증상을 빠르게 완화하여 심리치료에 참여할 수 있는 상태를 만들어 주고 치료 효과를 높이는 데 도움을 줄 수 있습니다.

그러나 약물만으로는 불안을 유발하는 근본적인 사고나 행동 패턴을 바꾸기 어렵고, 부작용이나 중단 시 재발의 가능성도 고려해야 합니다. 따라서 약물 치료는 심리치료와 함께 통합적으로 접근하는 것이 바람직하며, 특히 CBT는 장기적인 효과와 재발 방지 측면에서 중요한 역할을 합니다. 군이라는 특수 환경을 고려하여, 약물 치료와 심리치료의 장단점을 전문가와 충분히 상의하고 개인에게 맞는 최적의 치료 계획을 세우는 것이 중요합니다.

불안 극복 사례 - CBT 기반 치료 예시

김 상사는 평소 부하들의 고충을 잘 들어 주던 주임원사에게 조심스럽게 자신의 어려움을 털어놓았다. 주임원사는 김 상사의 이야기에 깊이 공감하며, 병영생활전문상담관과의 만남을 적극적으로 권유했다. "행보관, 혼자 끙끙 앓지 마시고 전문가 도움 한번 받아 보시는 게 좋겠어. 요즘 간부들도 알게 모르게 상담 많이 받아." 주임원사의 진심 어린 걱정과 지지에 김 상사는 용기를 내어 상담실 문을 두드렸다.

상담관과의 만남은 김 상사에게 예상 밖의 경험이었다. 상담관은 김 상사의 지위나 역할을 평가하기보다, 한 사람의 인간으로서 겪었을 고통과 두려움에 깊이 공감해 주었다. 김 상사는 처음으로 자신의 약한 모습을 솔직하게 드러내며 눈물을 보이기도 했다. 상담관은 김 상사가 경험하는 극심한 불안과 신체 증상들이 공황 발작일 가능성이 높으며, 이는 결코 개인의 의지박약이나 무능함 때문이 아니라 과도한 스트레스 상황에서 누구에게나 나타날 수 있는 힘겨운 반응임을 설명해 주었다(심리 교육). 또한, 이러한 어려움은 전문적인 도움을 통해 충분히 회복될 수 있다는 희망을 주었다.

상담은 인지행동치료(CBT)를 바탕으로 진행되었다. 먼저, 상담관은 김 상사를 괴롭히는 핵심적인 부정적 생각들, 즉 공황 발작과 관련된 파국적인 오해석('나는 심장마비로 쓰러질 거야', '부하들 앞에서 통제력을 잃고 망신당할 거야', '나는 더 이상 간부로서의 역할을 수행할 수 없을 거야')을 함께 찾아내고, 그 생각이 과연 현실적인지, 정말 최악의 상황이 일어날 가능성은 얼마나 되는지, 과거 경험에 비추어 볼 때 실제로 그런 일이 있었는지 등 다양한 각도에서 증거를 찾아보며 생각의 타당성에 도전했다(인지 재구성). '가슴이 뛰고 숨이 찬 것은 불안으로 인한 자연스러운 신체 반응일 뿐, 생명이 위험한 상황은 아니다', '일시적으로 불안을 느껴도, 간부로서의 능력 전체가 사라지는 것은 아니다', '주변 사람들은 내가 생각하는 것만큼 나를 부정적으로 평가하지 않을 수 있다'와 같은 좀 더 현실적이고 균형 잡힌 생각을 연습했다.

동시에, 공황 발작 시 나타나는 신체 감각에 대한 두려움을 줄이고, 그것이 위험하지 않다는 것을 직접 체험하며 학습하는 내수용 감각 노출[2]을 점진적으로 시행했다. 엄청난 공포를 한 번에 극복하려 하기보다, 조금씩, 안전하게 익숙해지기에 초점을 맞췄다.

① 1단계: 상담실에서 상담관과 함께 1분 동안 제자리 뛰기를 하여 심박수를 약간 높여 보고, 그때 느껴지는 신체 감각(가슴 두근거림, 약간의 숨 가쁨)과 떠오르는 생각을 관찰하고 이야기 나누기.

② 2단계: 30초 동안 빠르게 숨을 쉬어 약간의 어지러움이나 손발 저림을 유도해 보고, 그 감각이 위험하지 않고 곧 사라짐을 확인하기.

③ 3단계: 사무실에서 혼자 있을 때, 과거 공황을 경험했던 상황(예: 특정 민원 관련 서류 검토)을 떠올리며 1~2단계에서 연습한 신체 감각 유발 행동을 짧게 시도해 보고, 불안감이 너무 커지기 전에 호흡법으로 스스로를 진정시키는 연습하기.

④ 4단계: 비교적 부담이 적은 회의나 보고 상황 전에, 미리 긍정적인 대처 생각을 반복하고 이완 호흡을 통해 긴장을 낮추는 연습

---

[2] 공황장애 치료에서는 외부 자극이 아닌, 공포의 직접적인 원인이 되는 '몸 안의 감각'을 다루기 때문에, 이를 구분하기 위해 '내수용 감각' 노출이라는 전문 용어를 사용합니다.

을 한 후 참여해 보기.

각 단계를 시도하기 전, 상담관과 함께 예상되는 불안감의 정도를 예측해 보고, 그 불안감을 다스리기 위한 복식 호흡법과 근육 이완법을 충분히 연습했다. 시도 후에는 실제 경험한 불안감의 정도, 그때 떠올랐던 생각, 그리고 어떻게 대처했는지 등을 자세히 검토하며, 공포스러운 신체 감각에도 불구하고 회피하지 않고 직면했다는 사실 자체를 인정하고 스스로를 격려하는 연습을 했다. 상담 시간에는 김 상사가 특히 어려워하는 상황(예: 갑작스러운 상급자의 호출, 민원인과의 예기치 않은 대면)을 가정하여 역할극을 통해 미리 대처 방안을 연습해 보기도 했다(스트레스 대처 기술 훈련).

처음에는 내수용 감각 노출을 시도하는 것만으로도 극심한 불안감이 밀려왔고, "역시 나는 안 돼"라며 포기하고 싶은 순간도 많았다. 하지만 김 상사는 상담관의 꾸준한 지지와 격려, 그리고 "이번에는 조금 달랐던 것 같다"며 작은 변화라도 알아봐 주는 주임원사의 응원 속에서 끈기를 잃지 않았다. 상담관과의 안전하고 신뢰로운 관계 속에서 그는 자신의 두려움을 있는 그대로 드러내고, 그것을 함께 다루어 나갈 수 있다는 믿음을 갖게 되었다.

몇 주가 지나자, 아주 미미하지만 김 상사에게 변화가 느껴지기 시작했다. 전화벨이 울려도 예전처럼 심장이 철렁 내려앉는 대신, 잠시 심호흡을 하고 괜찮아, 차분하게 대응하자고 스스로에게 말할 수 있게 되었다. 회의 중 가슴이 답답해져도 이건 불안 때문이지, 위험한 게 아니야라고 생각하며 배운 호흡법으로 스스로를 진정시킬 수 있었다. 물론 김 상사가 갑자기 모든 스트레스에서 해방된 것은 아니었다. 여전히 업무 부담은 컸고 민원 문제는 현재 진행형이었다. 하지만 더 이상 예고 없는 신체 증상에 속수무책으로 무너지거나, 그로 인해 자신의 전부를 부정하지는 않게 되었다. 김 상사는 공황이라는 폭풍우 속에서도 자신을 지킬 수 있는 작은 조타키를 손에 쥔 것이다. 군 생활의 어려움은 여전했지만, 이제 김 상사는 '나는 이 문제를 관리할 수 있다'는 희망과 함께, 간부로서의 역할도 다시금 건강하게 수행해 나갈 수 있다는 자신감을 조금씩 회복하고 있었다. 김 상사의 사례는 극심한 스트레스와 책임감에 직면한 간부들이 겪는 공황의 고통이 결코 혼자만의 싸움이 아니며, 전문적인 도움과 주변의 따뜻한 지지, 그리고 본인의 용기 있는 노력이 함께할 때 충분히 이겨 낼 수 있는 문제임을 보여 준다.

결론적으로, 군대 내 사회불안과 공황장애는 장병들의 군 생활 적응과 정신건강에 심각한 영향을 미치는 문제입니다. 폐쇄적이고 위계적인 군 환경은 이러한 불안을 더욱 악화시킬 수 있지만, 인지행동치료(CBT)를 중심으로 한 효과적인 심리치료적 개입은 장병들이 불안의 악순환에서 벗어나 건강한 군 생활을 영위하도록 돕는 강력한 도구가 될 수 있습니다. 접근성 높은 상담 시스템을 통해 이러한 전문적인 도움을 제공하는 것은 인도주의적 차원뿐 아니라 군의 안정과 전투력 유지 차원에서도 매우 중요합니다. 하지만 때로는 이러한 내면의 불안과 스트레스가 단순히 개인의 고통으로 끝나지 않고, 외부로 표출되어 규율을 어기거나 공격적인 행동으로 나타나는 경우도 있습니다. 다음 장에서는 이러한 품행 문제의 원인과 대처 방안에 대해 살펴보겠습니다.

제4장

규율과 반항 사이
- 품행 문제의 원인과 대처

입대한 지 2개월이 된 김승호(가명) 이병은 부대 내 최고 문젯거리다. 김 이병은 학창 시절에도 흔히 말하는 일진으로 불렸고, 폭행, 도박, 절도 등으로 처벌 받기도 했다. 고등학교 졸업 후, 1년을 아는 형들과 도박 사이트 운영을 하다가 들어왔다. 입대 직후부터 김 이병은 반항적이었다. 훈련소에서부터 반항했고, 이에 훈련소에서 징계를 받았으나 달라진 건 없었다. 자대 배치 후 김 이병의 문제 행동은 더욱 심해졌다. 점호 준비 시간에 생활관 구석에 누워 스마트폰만 만지작거렸다. 분대장이 여러 차례 지적했지만 네~라는 건성 대답뿐, 요지부동이었다. 김 이병은 사소한 지시에도 짜증 섞인 말투로 대꾸하거나 아예 못 들은 척하기 일쑤였고, 동료들과의 가벼운 마찰에도 쉽게 언성을 높이며 주먹을 휘두를 듯 위협적인 태도를 보였다. 부대 내 모든 간부와 선임들에게 김 이병은 시한폭탄 같은 존재였다.

김 이병의 사례는 군대 내 품행 문제(Conduct Problems)가 얼마나 심각한 양상으로 나타날 수 있는지를 극명하게 보여 줍니다. 입대 전 학창 시절부터 폭행, 절도 등의 문제를 보였고 불법적인 활동에도 가담했던 그의 이력은, 서론에서 언급했듯이 병역심사관리대에 입소하는 병사들 중 일부(저자 체감상 약 10~20%)가 이미 품행 문제를 가지고 입대하는 현실을 반영합니다. 김 이병과 같이 군대라는 새로운 환경에서도 반항, 규칙 위반, 공격성을 지속적으로 보이는 장병은 부대 기강을 해치고 임무 수행에 차질을 빚게 할 뿐 아니라, 동료들에게 직접적인 위협과 극심한 스트레스를 안겨 줍니다.

하지만 이러한 행동들을 단순히 원래 그런 놈 혹은 구제 불능 문제아라는 낙인으로 치부하고 처벌에만 집중하는 것은 문제의 근본적인 해결책이 되기 어렵습니다. 품행 문제라는 겉으로 드러나는 행동의 이면에는, 개인의 기질적 특성부터 숨겨진 심리적 고통, 미숙한 대처 방식, 환경적 요인까지 매우 다양하고 복잡한 원인들이 얽혀 있는 경우가 많기 때문입니다. 마치 다양한 뿌리에서 자라난 나무가 같은 문제 행동이라는 열매를 맺는 것과 같습니다. 이 장에서는 군대 내 품행 문제의 다양한 양상을 살펴보고, 그 다양한 원인들을 유형별로 심층적으로 분석하며, 단순한 징계를 넘어선 효과적인 상담 및 관리 방안, 그리고 징계와 치료 사이의 균형점을 모색하고자 합니다.

군대 내 품행 문제의 유형

군대 내 품행 문제는 다양한 형태로 나타나지만, 크게 다음과 같은 유형으로 나누어 볼 수 있습니다. 이는 종종 개별적으로 나타나기보다는 복합적으로 나타나는 경향이 있습니다.

■ 규칙 위반

군대의 명시적인 규정이나 지침을 반복적으로 어기는 행동입니다. 여기에는 무단 외출이나 이탈(탈영), 허가되지 않은 물품 반입 및 사용(예: 비인가 스마트폰 사용(즉, 투폰 사용), 온라인 불법 도박 등), 복장 및 용모 규정 위반, 근무 태만(경계 근무 중 수면 등) 등이 포함됩니다. 때로는 사소해 보이는 규칙 위반이 반복되면서 조직 전체의 규율 준수 분위기를 해칠 수 있습니다.

■ 명령 불복종

상관의 정당한 명령이나 지시에 따르지 않거나 저항하는 행동입니다. 직접적으로 명령을 거부하거나, "못 하겠습니다", "왜 제가 해야 합니까?"와 같이 반항적인 언행을 보이는 경우가 있습니다. 또한, 지시를 받았음에도 의도적으로 꾸물거리거나 건성으로 수행하는 등 소극적인 저항의 형태로 나타나기도 합니다. 이는 군 조직의 근간인 상명하복 체계를 흔드는 심각한 문제로 이어질 수 있습니다.

■ 공격성

타인에게 해를 입히려는 의도를 가진 언어적, 신체적 행동입니다. 언어적 공격성으로는 동료나 선임, 심지어 간부에게 욕설, 비난, 협박, 조롱 등을 가하는 행위가 포함됩니다. 신체적 공격성은 주먹다짐이나 폭행, 기물 파손 등으로 나타날 수 있습니다. 이러한 공격성은 부대 내 폭력 사건으로 비화될 수 있으며, 피해자에게 심각한 정신적, 신체적 상처를 남깁니다.

■ 충동성

행동의 결과를 충분히 고려하지 않고 즉각적인 만족이나 감정 해소를 위해 돌발적으로 행동하는 경향입니다. 갑작스러운 분노 폭발, 위험하거나 무모한 행동 시도(예: 위험한 장난, 충동적인 자해 시도), 계획성 없는 행동 등이 이에 해당합니다. 이러한 충동성은 예측 불가능한 행동으로 이어져 본인과 타인의 안전을 위협할 수 있습니다.

이러한 품행 문제들은 일회성 실수나 일탈과는 구별되는, 반복적이고 지속적인 패턴을 보이는 경우가 많으며, 개인의 군 생활 적응 실패는 물론 부대 관리의 심각한 어려움을 초래합니다.

다양한 얼굴의 품행 문제 - 그 뿌리를 찾아서

겉으로 드러나는 품행 문제는 비슷해 보일지라도, 그 문제 행동을 일으키는 근본적인 원인은 장병마다 매우 다를 수 있습니다. 어떤 장병은 타고난 기질적 어려움 때문에 규칙을 따르기 힘들 수 있고, 어떤 장병은 말 못 할 심리적 고통 때문에 반항적인 행동을 보일 수도 있습니다. 또 어떤 경우는 단순히 상황에 대처하는 방법을 배우지 못했기 때문일 수도 있습니다. 효과적인 대처를 위해서는 이처럼 다양한 원인을 구별하여 이해하는 것이 무엇보다 중요합니다.

■ 기질적 뿌리 1 - 충동성과 자기 조절의 어려움(ADHD 등)

타고난 어려움

어떤 장병들은 태어날 때부터 충동성이 높거나 자신의 행동과 감정을 조절하는 데 어려움을 겪는 기질을 가지고 있을 수 있습니다. 이는 주의력 결핍 과잉행동 장애(Attention-Deficit/Hyperactivity Disorder, ADHD)와 같은 신경발달학적 특성과 관련이 깊습니다. 이들은 즉각적인 보상을 원하고, 지루함을 참기 힘들며, 행동하기 전에 결과를 충분히 생각하는 데 어려움을 느낍니다.

군대에서의 발현

ADHD의 부주의 증상은 잦은 실수, 지시 사항 망각, 물품 분실, 체계적인 임무 수행의 어려움 등으로 나타나 능력 부족이나 성의 없음으로 오해받기 쉽습니다. 과잉행동 증상은 가만히 있지 못하고 산만하며 불필요하게 말을 많이 하는 모습으로 나타나고, 충동성은 생각 없이 불쑥 행동하거나, 사소한 자극에도 쉽게 분노를 터뜨리거나, 위험한 행동을 감행하는 등 예측 불가능한 품행 문제로 이어질 수 있습니다. 엄격한 규율과 절제가 요구되는 군 환경은 이러한 기질적 어려움을 가진 장병들에게는 끊임없는 좌절과 갈등의 원인이 됩니다.

■ **기질적 뿌리 2 - 반항과 권위 거부(적대적 반항 성향 등)**

권위에 대한 민감성

어떤 장병들은 권위적인 인물이나 규칙 자체에 대해 유난히 부정적이고 저항적인 태도를 보이는 기질적 성향을 가질 수 있습니다.

이는 어린 시절부터 지속된 적대적 반항 장애(Oppositional Defiant Disorder, ODD)의 특징과 유사할 수 있습니다. 이들은 지시나 통제에 대해 쉽게 분노하고, 논쟁하기를 좋아하며, 고의적으로 규칙을 어기거나 다른 사람을 귀찮게 하려는 경향을 보입니다.

군대에서의 발현

상명하복과 규율이 생명인 군대는 이러한 반항적 기질과 정면으로 충돌합니다. 상관의 정당한 지시조차 자신에 대한 도전이나 부당한 간섭으로 받아들이고 노골적인 반항이나 소극적인 저항(태업, 비협조)으로 대응할 수 있습니다. 이들은 자신의 행동을 정당화하고 책임을 다른 사람이나 환경 탓으로 돌리는 경향이 있어, 주변 사람들과 끊임없이 갈등을 일으키며 부대 분위기를 해치는 주범으로 인식되기 쉽습니다.

■ **기질적 뿌리 3 - 공감 부족과 규칙 무시(반사회적 성향)**

타인의 감정, 규칙에 대한 무관심

김 이병의 사례처럼, 어떤 장병들은 타인의 감정이나 권리를 이해하고 공감하는 능력이 현저히 부족하며, 사회적 규범이나 규칙을 대수롭지 않게 여기는 반사회적 성향을 보일 수 있습니다. 이들은 자신의 이익이나 쾌락을 우선시하며, 목표 달성을 위해 거짓말, 속임수, 공격적인 행동도 서슴지 않을 수 있습니다. 죄책감이나 후회를 잘 느끼지 못하는 것도 특징입니다.

군대에서의 발현

이러한 성향은 군 입대 전부터 비행이나 범죄 행위로 나타났을 가능성이 높습니다. 군대 내에서는 동료를 괴롭히거나 이용하고, 반복적으로 규칙을 위반하며, 폭력적인 행동을 보이는 등 심각한 품행 문제로 이어집니다. 이들은 처벌에 대한 두려움이 적고 자신의 행동이 타인에게 미치는 영향에 무관심하기 때문에, 일반적인 징계나 교육의 효과가 매우 제한적일 수 있습니다. 심한 경우 반사회성 성격장애를 고려할 수 있으나, 진단보다는 근본적인 성향 이해에 초점을 맞춰야 합니다.

■ 숨겨진 고통의 표출 - 우울과 불안이 부르는 반항

가면을 쓴 고통

때로는 겉으로 드러나는 반항적인 행동이나 공격성이, 사실은 깊은 우울감이나 불안감 때문에 나타나는 경우가 많습니다. 특히 군대처럼 감정 표현이 억압되는 환경에서는 슬픔이나 두려움 같은 내면의 고통을 직접 표현하기 어려워, 대신 짜증, 분노 폭발, 지시 불이행, 자포자기식 행동 등 부정적인 방식으로 표출할 수 있습니다. 이는 주변의 관심을 끌거나, 감당하기 힘든 상황에서 벗어나려는 미숙한 방식의 도움 요청 신호일 수 있습니다.

군대에서의 발현

우울이나 불안으로 인해 집중력과 의욕이 저하되어 임무 수행에 어려움을 겪는 것이 태만이나 반항으로 오해받을 수 있습니다. 또한, 지속적인 긴장 상태나 부정적인 생각에 시달리면서 사소한 일에도 과민하게 반응하고 공격적인 언행을 보일 수 있습니다. 따라서 반복적인 품행 문제를 보이는 장병이 있다면, 그 행동 이면에 숨겨진 정서적 고통은 없는지 반드시 살펴보아야 합니다.

■ 서툰 관계 맺기의 결과 - 사회적 기술 부족과 오해

어떻게 소통해야 할지 모를 때

어떤 장병들은 타인과 원만하게 관계를 맺고 소통하는 방법을 제대로 배우지 못했거나 연습할 기회가 부족했을 수 있습니다. 자신의 생각이나 감정을 적절하게 표현하는 방법, 상대방의 의도를 정확히 파악하는 방법, 갈등 상황을 건설적으로 해결하는 방법 등이 서툴러 의도

치 않게 오해를 사거나 문제를 일으키는 경우입니다.

군대에서의 발현

예를 들어, 거절하는 방법을 몰라 무리한 부탁을 계속 들어 주다가 결국 폭발하거나, 자신의 의견을 너무 직설적이거나 공격적으로 표현하여 갈등을 유발할 수 있습니다. 또한, 눈치가 부족하여 분위기 파악을 못 하거나 부적절한 농담 등으로 미움을 사기도 합니다. 이러한 사회적 기술 부족은 반복적인 대인관계 마찰로 이어지고, 이것이 좌절감이나 분노로 누적되어 품행 문제로 나타날 수 있습니다. 이는 관계 문제와도 깊이 연관됩니다.

■ **환경과의 충돌** - 부적응 스트레스와 부당함에 대한 인식

견디기 힘든 환경

개인의 기질이나 심리 상태와 별개로, 군대라는 환경 자체가 주는 극심한 스트레스에 적응하지 못해 품행 문제가 발생할 수도 있습니다. 엄격한 통제, 자율성 박탈, 낯선 환경, 고된 훈련 등은 누구에게나 힘든 경험이며, 특히 적응에 어려움을 겪는 장병들은 이러한 압박감에 대한 반응으로 규칙을 어기거나 반항적인 행동을 보일 수 있습니다. 이는 통제감을 되찾으려는 시도이거나, 현재 상황에서 벗어나고 싶은

마음의 표현일 수 있습니다.

부당함에 대한 저항

군 생활 중 자신이 불합리하거나 부당한 대우를 받고 있다고 느낄 때, 이에 대한 저항의 방식으로 품행 문제가 나타날 수 있습니다. 예를 들어, 선임의 지속적인 괴롭힘, 간부의 편파적인 대우, 과도한 업무 부담 등을 경험할 때, 분노와 억울함이 쌓여 공격적인 행동이나 의도적인 규칙 위반으로 표출될 수 있습니다. 특히 공식적인 경로로 문제를 제기하기 어렵다고 느낄 때, 이러한 비뚤어진 방식으로 불만을 표출할 가능성이 높습니다.

시한폭탄에서 변화의 불씨로 - 충동과 분노 다스리기

김 이병은 부대 내 공공의 적이었다. 훈련소에서 받은 징계는 아무런 효과가 없었고, 자대 배치 후에도 그의 반항과 공격성은 날로 심해졌다. 잦은 명령 불복종, 동료들에 대한 위협적인 언행, 사소한 일에도 터져 나오는 분노와 욕설. 그는 이미 여러 차례 징계를 받았지만, 그때뿐이었다. 동료들은 김 이병을 두려워하며 철저히 외면했고, 간부들 사이에서는 "저 녀석은 답이 없다", "빨리 현부심으로 내보내야 한다"

는 말이 공공연하게 나왔다. 김 이병 자신도 이런 상황이 편할 리 없었지만, 세상을 향한 불신과 분노를 조절하는 방법을 몰랐고, 강하게 보여야 무시당하지 않는다는 생각에 더욱 날을 세웠다.

결국 중대장은 김 이병을 불러 마지막 통첩과 함께 병영생활전문상담관과의 상담을 명령했다. "이번이 마지막 기회다. 상담받고 변화하는 모습 보이지 않으면, 나도 더는 너를 감싸 줄 수 없다." 김 이병은 마지못해, 그리고 잔뜩 비웃는 표정으로 상담실을 찾았다. "상담 좀 받는다고 뭐가 달라집니까? 어차피 세상은 힘 있는 놈들 편인데요." 상담관을 향한 첫마디였다.

상담관은 김 이병의 냉소와 저항을 정면으로 반박하거나 훈계하지 않았다. 대신, 김 이병이 왜 그렇게 세상을 불신하게 되었는지, 왜 분노를 그런 방식으로 표현할 수밖에 없었는지 당사자의 입장에서 이해하려 노력하며 이야기를 들어 주었다. 몇 번의 상담이 진행되면서, 김 이병은 처음으로 자신의 행동이 가져온 결과(고립, 불이익)와 그 이면에 숨겨진 감정(무시당할까 봐 두려움, 억울함, 좌절감)에 대해 어렴풋이나마 생각해 보게 되었다. 상담관은 김 이병의 행동이 단순히 나쁜 성격 때문이 아니라, 충동을 조절하는 데 어려움이 있고(ADHD 성향 가능성), 과거 경험으로 인해 권위와 세상에 대한 불신이 깊으며, 자신의 감정을 건강하게 표현하고 원하는 것을 얻는 방법을 배우지 못했기 때문일 수 있다는 가능성을 조심스럽게 제시했다(심리 교육).

본격적인 변화를 위한 작업은 CBT 원칙에 따라 진행되었다. 먼저, 김 이병의 핵심적인 역기능적 사고("약하면 당한다", "규칙은 바보들이나 지키는 것", "어차피 아무도 나를 이해 못 해")를 찾아내고, 그 생각이 정말 항상 옳은지, 다른 가능성은 없는지, 그런 생각이 자신에게 궁극적으로 어떤 이득과 손해를 가져왔는지 함께 탐색하며 현실 검증을 시도했다(인지 재구성).

동시에 구체적인 기술 훈련에 들어갔다.

① 분노 인식 및 조절: 화가 나기 시작할 때 몸에서 나타나는 신호(주먹 쥐어짐, 심장 빨리 뜀, 얼굴 달아오름 등)를 알아차리는 연습. 신호가 오면 즉각 반응하는 대신, 속으로 10까지 세거나, 잠시 그 자리를 피하는 타임아웃 연습.

② 충동 통제: 행동하기 전에 잠깐 멈춤 버튼을 누르고, 예상되는 결과를 최소 3가지 이상 적어 보는 연습. (예: 욕설을 했을 때의 장점/단점, 참았을 때의 장점/단점)

③ 비공격적 자기표현: 욕설이나 위협 대신, "저는 지금 (상황) 때문에 화가 납니다. 왜냐하면 (이유) 때문입니다. 저는 (원하는 것)을 해 주셨으면 좋겠습니다"와 같이 나전달법을 사용하여 자신의 감정과 요구를 표현하는 방법을 역할극을 통해 반복 연습.

변화는 더디고 쉽지 않았다. 상담 다음 날에도 김 이병은 여전히 동료에게 시비를 걸거나 지시에 반항하는 모습을 보였다. 하지만 이전과 다른 점이 있다면, 문제 행동 후에 상담 시간에 배운 내용을 떠올리며 아차 싶어 하는 모습을 보이거나, 상담관에게 "어제 또 사고 쳤습니다"라고 먼저 이야기하는 경우가 생겼다는 것이다. 상담관은 이러한 작은 변화의 씨앗을 놓치지 않고, "그래도 그때 잠시 멈칫하려고 했던 것은 큰 발전이다", "스스로 문제를 인식하기 시작했다는 것이 중요하다"며 격려하고 지지했다. 중대장에게도 김 이병의 변화 가능성과 함께 그의 어려움(특히 충동 조절의 어려움)을 설명하며, 무조건적인 처벌보다는 일관된 규칙 적용과 함께 작은 긍정적 변화에 대한 즉각적인 피드백을 요청했다.

몇 달이 지나자 부대 내에서도 김 이병의 변화를 감지하는 사람들이 생겨났다. 물론 김 이병이 갑자기 모범 병사가 된 것은 아니었다. 여전히 말투는 거칠었고 가끔 욱하는 모습도 보였지만, 예전처럼 시도 때도 없이 폭발하거나 노골적으로 명령을 무시하는 빈도는 눈에 띄게 줄었다. 한번은 동료와 시비가 붙었을 때, 주먹 대신 큰 소리로 불만을 터뜨리고 자리를 피해 버리는 모습을 보이기도 했다. 지켜보던 분대장이 "야, 김승호. 그래도 아까는 주먹 안 나가고 잘 참더라"라고 웃으며 한마디 건넸을 때, 김 이병은 멋쩍은 듯 고개를 돌렸지만 싫지 않은 표정이었다.

김 이병은 여전히 군 생활이 지긋지긋하다고 말했지만, 이제 그의 눈빛에는 예전과 같은 극단적인 분노와 냉소 대신 아주 희미하게나마 다른 가능성에 대한 고민이 비쳤다. 상담과 훈련을 통해 얻은 아주 작은 통제 경험은, 김 이병에게 시한폭탄이 아닌 다른 방식으로도 살아갈 수 있다는, 어쩌면 전역 후에는 다른 삶을 살 수도 있겠다는 아주 작은 희망의 불씨를 지폈다. 이는 품행 문제라는 복잡한 난제 역시, 처벌과 함께 원인에 기반한 꾸준한 상담적 개입과 주변의 인내심 있는 지지가 병행될 때, 비록 더딜지라도 긍정적인 변화를 이끌어낼 수 있음을 보여 주는 사례이다.

상담 및 관리 방안 - 변화를 위한 기술 습득

품행 문제를 보이는 장병을 관리하는 것은 지휘관과 부대에게 큰 도전이지만, 처벌만으로는 근본적인 변화를 이끌어 내기 어렵습니다. 문제 행동의 다양한 원인을 파악하고 그에 맞는 개입 전략을 세우는 것이 중요합니다. 병영생활전문상담관 등 전문가와의 상담을 통해 행동의 원인을 파악하고, 실질적인 변화를 위한 기술을 습득하도록 돕는 것이 중요합니다. 특히 인지행동치료(CBT) 기반의 접근은 품행 문제 개선에 효과적인 전략들을 제공합니다.

■ 분노 조절 훈련(Anger Management Training)

자신이 언제, 어떤 상황에서, 어떻게 화를 내는지 객관적으로 파악하고 분노의 초기 신호를 알아차리는 연습을 합니다(특히 충동 조절이 어렵거나, 우울/불안이 분노로 표출되는 경우에 효과적입니다).

분노를 유발하는 자동적 사고(예: "날 무시하는군")를 찾아내어 그 타당성을 검토하고 대안적 생각으로 바꾸는 연습(인지 재구성)을 합니다.

분노가 치밀어 오를 때 심호흡, 타임아웃(잠시 자리를 피하기) 등 감정을 가라앉히는 기술을 배우고 연습합니다.

■ 의사소통 방식 개선(Communication Skills Training)

자신의 생각과 감정을 공격적이거나 수동적으로 표현하는 대신, 상대방을 존중하며 솔직하고 명확하게 전달하는 자기주장적(Assertive) 의사소통 기술(나-전달법 등)을 배웁니다(특히 사회적 기술 부족으로 어려움을 겪는 경우 필수적입니다).

상대방의 말을 주의 깊게 듣고 공감하려는 노력을 통해 불필요한 오해와 갈등을 줄이는 방법을 배웁니다.

갈등 상황에서 문제를 정의하고 해결책을 함께 찾아가는 건설적인 방법을 학습하고 역할극 등을 통해 연습합니다.

■ **문제 해결 기술 교육(Problem-Solving Skills Training)**

어려움에 직면했을 때 효과적인 대처 방법을 몰라 품행 문제가 발생하는 경우가 많으므로, 문제 상황을 체계적으로 분석하고 해결책을 찾는 능력을 길러 주는 것이 중요합니다(충동적이거나 부적응 스트레스로 인해 문제 행동을 보이는 경우 도움이 됩니다).

문제 정의 → 해결책 탐색 → 장단점 평가 → 실행 계획 → 결과 평가의 단계적 접근을 반복 연습하여 문제 상황에 대한 통제감을 높이고 충동적인 행동을 줄이도록 돕습니다.

■ **기저 문제에 대한 개입**

품행 문제의 뿌리에 ADHD, 우울증, 불안 장애 등 다른 정신건강 문제가 있다면, 이에 대한 전문적인 평가와 상담(필요시 약물 치료 연계)이 반드시 병행되어야 합니다.

이러한 상담 및 교육은 장병이 자신의 행동 패턴과 그 원인을 이해하고, 더 나은 대처 방식을 습득하여 군 생활에 적응하고 나아가 사회에서도 건강한 구성원으로 살아갈 수 있도록 돕는 것을 목표로 합니다.

징계와 치료 사이의 균형 - 처벌을 넘어선 변화 유도

군 조직의 특성상 규율 위반 행위에 대한 징계는 불가피하며, 조직의 질서 유지와 안전 확보를 위해 반드시 필요합니다. 그러나 품행 문제를 오로지 징계만으로 다루려는 접근은 앞서 살펴본 다양한 원인을 간과할 수 있다는 점에서 몇 가지 한계가 있습니다. 첫째, 징계는 행동의 근본 원인을 해결하지 못하므로 일시적인 효과에 그치거나 오히려 반감만 키울 수 있습니다(김 이병이 훈련소 징계 후 변화 없었던 것처럼). 둘째, 징계 과정에서 문제아라는 낙인이 찍히면 해당 장병은 더욱 고립되고 변화의 동기를 상실할 수 있습니다. 셋째, 품행 문제의 기저에 정신건강 문제나 기질적 어려움이 있다면, 이해와 지원 없는 처벌은 상태를 더욱 악화시키고 회복을 방해할 수 있습니다.

따라서 품행 문제에 대한 가장 효과적인 접근은 징계와 치료(상담 및 개입) 사이의 균형을 찾는 것입니다.

- **책임과 기회**

장병이 자신의 행동에 대해 책임(징계)을 지도록 하되, 동시에 변화할 수 있는 기회(상담 및 교육)를 제공해야 합니다.

■ 원인 중심 접근

행동의 결과뿐만 아니라 그 원인에 주목해야 합니다. 지휘관은 병영생활전문상담관이나 군의관 등 전문가와 협력하여 해당 장병의 품행 문제 이면에 있는 다양한 개인적, 심리적, 환경적 요인(충동 조절 문제, 우울/불안, 사회성 부족, 반항 기질, 부적응 스트레스 등)을 정확히 파악하려는 노력이 필요합니다.

■ 맞춤형 개입

파악된 원인에 따라 적절한 개입 계획을 수립해야 합니다. 예를 들어, 충동 조절의 어려움이 주된 문제라면 분노 조절 및 충동 통제 훈련을, 우울감이 기저에 있다면 우울증 상담 및 치료를, 대인관계 기술 부족이 문제라면 의사소통 및 사회 기술 훈련을 제공하는 방식입니다. 반사회적 성향이 강한 경우, 기대 수준을 현실적으로 설정하고 행동 계약 등 다른 접근이 필요할 수 있습니다.

■ 회복 지향적 관점

목표는 단순히 문제 행동을 제거하는 것이 아니라, 장병이 건강하게 적응하고 자신의 잠재력을 발휘하도록 돕는 데 있어야 합니다. 이는 장병 개인의 삶뿐만 아니라, 숙련된 인력의 손실을 막고 부대 안정에 기여한다는 점에서 군 전체에도 이익이 됩니다.

물론 김 이병의 사례처럼 모든 품행 문제 사례가 군대 내에서 성공적으로 관리될 수 있는 것은 아닙니다. 반사회적 성향이 매우 강하거나, 변화 의지가 전혀 없고, 타인에게 심각한 위협이 되는 경우에는 현역복무 부적합 심사(현부심) 등 다른 조치를 고려해야 할 수도 있습니다. 그러나 성급하게 포기하기 전에, 품행 문제의 복잡한 원인을 이해하고 치료적 개입의 가능성을 탐색하는 노력이 선행되어야 합니다.

결론

결론적으로, 군대 내 품행 문제는 규율과 질서를 위협하는 심각한 도전이지만, 이를 단순히 개인의 일탈이나 의지 부족으로 치부해서는 결코 안 됩니다. 겉으로 드러나는 행동 이면에는 충동 조절의 어려움, 숨겨진 우울이나 불안, 권위에 대한 반항 기질, 미숙한 사회적 기술, 환경적 스트레스 등 매우 다양한 뿌리가 존재할 수 있음을 이해해야 합니다. 처벌의 필요성을 인정하면서도, 행동 이면의 진짜 원인을 파악하고 그에 맞는 상담적 개입과 교육(분노 조절, 의사소통, 문제 해결 능력 향상 등)을 병행하는 균형 잡힌 접근이 필수적입니다. 김 이병의 사례에서 보았듯이, 비록 어렵고 더딘 과정일지라도 이러한 노력은 의미 있는 변화를 가져올 수 있습니다. 이는 단순한 관리 부담 경감을 넘어, 어려움을 겪는 장병에게 회복의 기회를 제공하고 군 조직 전체의 건강성을 증진하는, 궁극적으로는 이 책의 주제처럼 경제적으로도 옳은 투자가 될 것입니다.

이렇게 내면의 어려움이 외부를 향한 공격성이나 규칙 위반으로 표출되는 경우도 있지만, 때로는 그 고통의 화살이 자기 자신을 향하기도 합니다. 다음 장에서는 또 다른 침묵의 외침인 보이지 않는 상처, 보이는 흔적 - 자해 행동의 이해에 대해 더 깊이 탐색해 보겠습니다.

제5장

보이지 않는 상처, 보이는 흔적
- 자해 행동의 이해

"오늘 또 실수를 했다. 선임의 눈빛이 차갑게 느껴졌다. 동기들은 나를 피하는 것 같다. 내가 여기 있는 것 자체가 모두에게 짐인 것만 같다. 가슴속에서 무언가 뜨겁고 답답한 것이 치밀어 오르는데, 이걸 어떻게 해야 할지 모르겠다. 아무도 내 마음을 모를 것이다. 차라리... 차라리 이 답답함 대신 다른 것을 느끼고 싶다."

박해인(가명) 일병의 마음속 독백은 결코 그만의 이야기가 아닐 것입니다. 군대라는 낯선 환경, 엄격한 규율, 그리고 때로는 버겁게 느껴지는 관계 속에서 수많은 청춘이 홀로 깊은 고뇌의 시간을 보내곤 합니다. 박 일병은 생활관 침상 아래에서 남몰래 자신의 팔에 날카로운 무언가를 가져다 댔습니다. 순간적인 통증과 함께 흘러내리는 붉은 피를 보며, 그는 잠시나마 가슴을 짓누르던 고통에서 벗어난 듯한 기묘한 해방감을 느꼈을지도 모릅니다. 하지만 이내 깊은 수치심과 더 큰 절망감이 밀려왔겠지요. 그의 팔에 새겨진 상처는 눈에 보이지 않는 마음의 깊은 상처가 남긴, 안타깝고 고통스러운 흔적이었습니다.

앞선 장들에서 우리는 군대 내 대인관계의 어려움, 깊은 우울감, 숨 막히는 불안, 그리고 규율과 반항 사이의 품행 문제 등 장병들이 겪는 다양한 심리적 고통의 모습들을 살펴보았습니다. 때로는 감당하기 힘든 내면의 폭풍우가, 그 고통의 방향을 안타깝게도 자기 자신에게로 향하게 만들기도 합니다. 자해 행동(Self-harm)은 바로 그 극심한 심리적 고통이 외부로 드러나는 또 다른 방식이며, 군대라는 특수한 환경 속에서 결코 가볍게 넘길 수 없는 우리 모두가 주목해야 할 위기의 신호입니다. 이러한 보이지 않는 상처는 때로 팔에 새겨진 보이는 흔적으로 나타나며, 이는 단순한 고통의 표현을 넘어 생명을 위협하는 심각한 위기, 즉 자살로 이어질 수 있는 위험 신호임을 우리에게 경고하고 있습니다. 이 장에서는 특히 자살 의도 없이 이루어지는 비자살적 자해 행동(Non-Suicidal Self-Injury, NSSI)을 중심으로, 자해 행동이란 무엇인지, 그 이면에 숨겨진 절박한 마음은 어떤 것인지, 군대라는 환경이 어떤 영향을 미치는지, 그리고 우리가 흔히 가지는 오해는 무엇인지 살펴보고자 합니다. 더 나아가, 어려움을 겪는 장병을 어떻게 도울 수 있을지, 위기 상황에 대처하는 방법과 상담을 통한 회복의 길, 그리고 서로를 지지하는 따뜻한 부대 환경의 중요성에 대해 함께 고민해 보려 합니다.

자해 행동의 정의와 유형 - 비자살적 자해 중심

자해 행동은 마음속 깊은 고통에 대한 반응으로, 자신의 몸에 의도적으로 상처를 내는 행위를 말합니다. 여기서 우리가 주목해야 할 것은 이 장에서 주로 다루는 비자살적 자해 행동(Non-Suicidal Self-Injury: NSSI)은, 그 순간에는 죽으려는 명확한 의도 없이 이루어진다는 점입니다. 이는 삶을 끝내려는 자살 시도(Suicide Attempt)와는 분명 다릅니다. 자해 행동과 자살 시도의 가장 중요한 차이점은 바로 의도에 있습니다. 비자살적 자해 행동은 견딜 수 없이 고통스러운 감정이나 상황에서 벗어나기 위한, 혹은 무언가를 느끼기 위한 필사적인 대처 방식인 경우가 많습니다. 즉, 삶의 고통을 잠시라도 덜거나 다른 감각으로 대체하려는 목적이지, 삶 자체를 끝내려는 의도는 그 순간에는 없습니다. 반면, 자살 시도는 극심한 절망감 속에서 현재의 고통을 영원히 끝내기 위해 자신의 생명을 끊으려는 명확한 의도를 가지고 이루어지는 행동입니다.

이론적으로는 비자살적 자해 행동과 자살 시도가 의도에 따라 구분되지만(고통 조절 vs. 삶의 종결), 실제로는 당사자의 의도가 모호하거나 변화하고, 소통이 어려우며, 행동 양상이나 고통에서 벗어나려는 기능이 유사하여 명확히 구분하기 매우 어렵습니다. 따라서 사용된 방법의 치명성, 계획성, 과거력, 심리 상태 등 다양한 요인을 종합적으로 고려해야 하며, 모든 자해 행동은 잠재적 자살 위험성을 내포하므로 반드시 심각하게 받아들이고 철저한 자살 위험성 평가를 동반해야 합니다.

그럼에도 불구하고, 이 둘을 분리해서 생각할 수는 없습니다. 비록 그 순간 죽으려는 의도는 없었다 할지라도, 비자살적 자해 행동(NSSI)은 앞으로 자살을 생각하거나, 계획하거나, 실제로 시도하게 될 위험을 극적으로 높이는 매우 강력한 신호이기 때문입니다. 따라서 자해 행동을 단순히 문제 행동으로 여기거나 가볍게 넘기는 것은 대단히 위험하며, 생명과 직결될 수 있는 절박한 도움의 요청으로 이해해야 합니다.

군대 내에서 나타날 수 있는 NSSI의 모습들은 다음과 같습니다.

① 피부 손상: 날카로운 물건(커터칼날, 유리 조각, 압정 등)으로 피부를 베거나 긋는 행위(Cutting), 담뱃불이나 뜨거운 물체로 피부를 지지는 행위(Burning), 손톱이나 다른 물건으로 피부를 심하게 긁는 행위(Scratching).
② 타격 행위: 주먹이나 물건으로 자신의 몸(머리, 팔, 다리 등)을 때

리거나 벽 등에 부딪히는 행위(Hitting, Head-banging).

③ 상처 악화: 이미 생긴 상처나 딱지를 반복적으로 뜯거나 이물질을 넣어 회복을 방해하는 행위.

이 외에도 다양한 방식으로 나타날 수 있으며, 많은 경우 혼자 있을 때 은밀하게 이루어지기에 주변에서 그 아픔을 알아차리기 어려울 수도 있습니다.

자해의 기능 - 정서 조절 수단, 고통의 표현, 자기 처벌, 통제감 회복 시도

자해 행동은 겉으로 보기에는 이해하기 어렵고 충동적으로 보일 수 있지만, 그 행동을 하는 당사자에게는 견디기 힘든 마음의 고통에 대처하려는 나름의 절박한 이유, 즉 기능이 있습니다. 이는 결코 건강한 방법은 아니지만, 그 순간에는 유일한 탈출구처럼 느껴질 수 있습니다. 자해가 수행하는 주요 기능은 다음과 같습니다.

- **압도적인 감정 조절**

마음속 깊은 슬픔, 터질 듯한 불안, 참을 수 없는 분노, 깊은 수치심,

텅 빈 공허감 등 감당하기 어려운 강렬한 감정이 폭풍처럼 몰아칠 때, 자신의 몸에 가하는 고통을 통해 잠시나마 그 끔찍한 감정의 소용돌이에서 벗어나거나, 감각을 무디게 하거나, 혹은 아무것도 느껴지지 않는 무감각 상태에서 역설적으로 무언가 살아 있음을 확인하려는 몸부림일 수 있습니다. 때로는 마음의 고통보다 몸의 아픔이 차라리 견디기 쉽다고 느끼는 것입니다.

- **말할 수 없는 고통의 표현**

자신의 괴로움을 말로 표현하기 어렵거나, 말해도 아무도 이해해 주지 못할 것이라는 깊은 절망감 속에서, 자해는 자신의 고통이 얼마나 극심한지를 보여 주는 소리 없는 외침이 될 수 있습니다. 특히 강인함을 중시하고 약한 모습을 보이기 어려운 군 문화 속에서는 더욱 이러한 비언어적인 표현 방식에 의지하게 될 수 있습니다.

- **자기 처벌**

자신이 저지른 실수나 잘못에 대해, 혹은 때로는 자신의 존재 자체에 대해 극심한 죄책감이나 자기혐오를 느낄 때, 스스로에게 벌을 줌으로써 그 무거운 마음의 짐을 조금이라도 덜어 보려는 의도가 숨어 있을 수 있습니다. 이는 특히 우울한 마음과 깊이 연관되어 나타나곤 합니다.

■ **통제감 회복 시도**

자신의 삶이나 감정이 도저히 통제되지 않는다고 느낄 때, 자신의 몸에 상처를 내는 행위를 통해 역설적으로 무언가를 내가 통제하고 있다는 느낌을 되찾으려는 시도일 수 있습니다. 모든 것이 통제되고 개인의 자율성이 부족한 군 환경에서는 이러한 마음이 더욱 커질 수 있습니다.

이러한 자해의 기능들을 이해하려는 노력은, 자해 행동을 하는 장병을 섣불리 비난하거나 평가하는 대신, 그 행동 뒤에 숨겨진 깊은 고통과 절박한 마음에 한 걸음 더 다가가는 시작이 될 것입니다.

군대 내 자해 행동의 위험 요인 - 극심한 스트레스, 고립감, 대처 기술 부족

군대라는 특수한 환경은 그 자체로 여러 가지 어려움을 안고 있으며, 이는 때로 자해 행동이라는 안타까운 결과로 이어질 수 있는 위험 요인이 되기도 합니다.

■ 극심한 환경적 스트레스

고된 훈련, 엄격한 규율, 상시적인 긴장 상태, 성과에 대한 압박감, 예측하기 어려운 상황의 연속 등 군 복무 자체가 주는 무게감은 개인의 마음의 힘을 지치게 할 수 있습니다.

■ 대인관계 문제 및 고립감

동료들 사이의 따돌림, 괴롭힘, 소외 경험은 견디기 힘든 정서적 고통을 안겨 주고, 기댈 곳 없는 외로움 속에서 자해의 위험을 높일 수 있습니다. 특히 부하들을 책임져야 하는 간부들 역시 역할 갈등과 부담감 속에서 깊은 고립감을 느끼며 힘들어할 수 있습니다.

■ 부적응 및 실패 경험

훈련이나 임무 수행에서 반복적으로 어려움을 겪거나, 인지적인 어려움으로 인해 좌절감을 느끼고, 주변으로부터 부정적인 평가나 낙인을 경험하는 것은 자존감을 무너뜨리고 깊은 무력감 속에서 자해로 이어지게 할 수 있습니다.

■ 정신건강 문제

원래 가지고 있던 마음의 어려움, 예를 들어 우울증, 불안장애, 과거의 충격적인 경험으로 인한 외상 후 스트레스 장애(PTSD), 혹은 성격적인 어려움(특히 경계선 성격 특징) 등은 자해 행동의 중요한 위험 요인이 됩니다.

■ 미숙한 대처 기술

스트레스나 힘든 감정이 밀려올 때, 이를 건강하게 다스리는 방법을 배우지 못했거나, 사용할 수 있는 자신만의 대처 방법이 부족할 경우, 자해를 마치 유일한 혹은 가장 손쉬운 해결책처럼 느끼게 될 수 있습니다.

■ 도움 요청의 어려움

마음의 고통을 털어놓는 것이 나약함으로 비춰질까 봐, 혹은 불이익을 당할까 봐 두려워하는 마음은 장병들이 제때 도움의 손길을 구하는 것을 망설이게 만듭니다. 결국 혼자서 고통을 끙끙 앓다가 자해라는 극단적인 방식으로 그 아픔을 표출하게 될 수도 있습니다.

자해 행동에 대한 오해와 진실 - 관심 끌기? 그 이상

자해 행동을 바라보는 시선 중 가장 흔하면서도 위험한 오해는, 그것이 단순히 다른 사람의 관심을 끌기 위한 행동이라는 생각입니다. 물론 아주 드물게, 절박한 마음으로 도움을 요청하는 신호가 간접적으로 표현되는 면이 있을 수는 있습니다. 하지만 자해의 주된 이유는 앞서 살펴본 것처럼, 개인이 감당하기 어려운 극심한 내면의 고통을 어떻게든 조절하고 견뎌 내기 위한 처절한 노력인 경우가 대부분입니다.

- 진실 1: 자해는 대부분 혼자 있을 때, 남몰래 이루어집니다. 많은 장병들이 자해 사실을 부끄러워하고, 다른 사람에게 알려질까 봐 두려워하며 필사적으로 숨기려 합니다. 우리가 알게 되는 경우는 어쩌면 전체의 일부일 뿐일 수 있습니다.
- 진실 2: 관심 끌기라는 말은 깊은 상처를 줄 수 있습니다. 이러한 말은 당사자가 겪고 있는 실제 고통의 무게를 무시하고, 오히려 더 큰 수치심과 죄책감을 느끼게 하여 마음의 문을 닫게 만들거

나, 더 위험한 행동으로 내몰 수 있습니다. 설령 그것이 서툰 도움 요청의 신호라 할지라도, 그 절박함을 외면해서는 안 됩니다. 자해를 단순히 관심 끌기로 여기는 것은, 이 행동이 잠재적으로 자살이라는 더 큰 비극으로 이어질 수 있는 심각한 위험성을 간과하는 결과를 낳을 수 있습니다.

- 진실 3: 자해는 극심한 고통과 높은 자살 위험의 신호입니다. 자해 행동은 그 자체로 개인이 견디기 힘든 심리적 위기 상태에 놓여 있음을 알리는 명백한 위험 신호이며, 결코 가볍게 여겨서는 안 됩니다. 특히 NSSI는 자살 위험성을 급격히 높이는 매우 중요한 경고등임을 반드시 기억해야 합니다.

따라서 자해 행동을 마주했을 때 가장 중요한 것은, 섣불리 판단하거나 비난하는 대신, 그 행동 뒤에 숨겨진 깊은 아픔을 먼저 헤아려 주고 공감하며, 안전하게 도움을 받을 수 있도록 따뜻하게 손 내미는 태도입니다. 이는 보듣말(보고, 듣고, 말하기) 원칙을 실천하는 것과 같습니다.

위기 개입 및 안전 계획 수립

장병의 자해 행동을 알게 되었을 때는 즉각적이고 침착하게, 그리고 무엇보다 안전을 최우선으로 생각하며 개입하는 것이 중요합니다.

- **즉각적인 안전 확보**

우선 몸에 난 상처를 살펴보고 필요한 응급 처치를 제공합니다. 그리고 주변에 추가적인 자해에 사용될 수 있는 위험한 물건(면도날, 깨진 유리 등)이 있다면 안전하게 치우는 등 환경을 안전하게 만듭니다.

- **침착하고 지지적인 태도 유지**

놀라거나 당황한 모습을 보이기보다, 차분하고 따뜻한 태도로 다가가 장병의 마음을 안정시켜 주는 것이 중요합니다("많이 힘들었구나", "이야기해 줘서 고맙다", "내가 곁에 있어 줄게", "어떻게 도와주면 좋을까?"). 비난하거나 훈계하는 말은 절대 삼가야 합니다.

- **자살 위험성 확인(가장 중요)**

NSSI는 자살 위험을 높이는 강력한 신호이므로, 자해 행동에 개입할 때는 반드시 그 마음속에 혹시 죽고 싶은 생각이나 계획은 없는지 확인해야 합니다. 이는 가장 최우선적이고 필수적인 단계입니다. "혹시 너무 힘들어서 죽고 싶다는 생각도 했니?", "어떻게 할 생각이었는지 물어봐도 될까?" 와 같이 직접적이고 구체적으로, 하지만 조심스럽게 질문하는 것이 필요합니다. 망설이거나 두려워해서는 안 됩니다. 만약 자살의 위험이 조금이라도 느껴진다면, 이는 즉각적인 비상 상황으로 여기고 신속하게 지휘계통에 보고하고 전문가(군의관, 상담관)의 긴급 개입을 요청해야 합니다. 필요한 경우 병원으로 옮기거나 입원시키는 등 최고 수준의 안전 조치를 취해야 합니다.

- **비밀 보장의 한계 알림 및 전문가 연계**

생명이나 안전에 위험이 있다고 판단될 때는 모든 내용을 비밀로 지키기 어려울 수 있음을 솔직하게 설명하고, 반드시 병영생활전문상담관, 군의관 등 전문가에게 도움을 받을 수 있도록 적극적으로 연결해 주어야 합니다. 이 과정에서 혼자 모든 것을 해결하려고 해서는 안 됩니다.

안전 계획(Safety Plan) 함께 세우기

(전문가의 도움을 받아) 다시 자해하고 싶은 충동이 강하게 느껴질 때 어떻게 대처할지에 대한 구체적인 계획을 장병과 함께 세웁니다. 이 계획은 막막한 상황에서 길잡이가 되어 줄 수 있습니다.

① 위험 신호 알아차리기: 어떤 상황에서, 어떤 생각이나 감정이 들 때, 혹은 몸에서 어떤 신호가 나타날 때 자해 충동이 강해지는지 함께 이야기 나누며 알아차립니다.

② 대처 방법 목록 만들기: 충동이 느껴질 때 자해 대신 할 수 있는, 자신에게 도움이 되는 건강한 행동 목록을 함께 만듭니다(예: 심호흡 깊게 하기, 얼음 꽉 쥐기, 밖에 나가 잠시 걷기, 좋아하는 음악 듣기, 그림 그리기, 믿을 수 있는 동료에게 말 걸기, 운동하기 등).

③ 도움 요청할 곳 확인: 힘들 때 연락할 수 있는 사람들의 목록(동료, 선임, 가족, 상담관, 국방헬프콜 1303 등)과 연락처를 구체적으로 적어 둡니다.

④ 환경 안전하게 만들기: 자해 도구가 될 만한 물건을 스스로 치우거나, 도움이 필요하면 요청하는 방법을 정합니다.

상담적 접근 - DBT 기법 활용

자해 행동의 근본적인 어려움을 해결하고 건강한 대처 방식을 배우기 위해서는 전문적인 심리상담(치료)이 꼭 필요합니다. 부대에 있는 병영생활전문상담관은 이 과정에서 장병들에게 큰 힘이 되어 줄 수 있습니다. 인지행동치료(CBT)의 한 형태로서, 특히 극심한 감정 조절의 어려움이나 만성적인 자살/자해 사고를 다루기 위해 개발된 변증법적 행동치료(Dialectical Behavior Therapy, DBT)의 원리와 기술들은 자해 행동을 줄이는 데 매우 효과적인 것으로 알려져 있습니다. DBT는 기존 CBT의 변화를 위한 전략과 더불어, 현재의 고통을 받아들이고 알아차리는 수용 및 마음챙김 전략을 통합하여, 장병들이 고통스러운 감정과 충동을 더 잘 이해하고 건강하게 관리하도록 돕습니다.

- **감정 알아차리고 받아들이기**

지금 내가 어떤 감정을 느끼고 있는지 정확히 알아차리고, 그 감정을 좋다, 나쁘다 판단하지 않고 있는 그대로 받아들이는 연습(마음챙김, Mindfulness)을 통해 감정에 휘둘리지 않고 평온함을 유지하는 힘을 기릅니다.

- **감정 조절 기술 배우기**

격렬한 감정이 몰아칠 때, 그 감정에 휩쓸리지 않고 건강하게 다스리는 구체적인 기술들을 배웁니다. DBT의 정서 조절 기술은 내 감정을 이해하고, 즐거움을 주는 활동을 늘리며, 부정적인 감정에 취약해지는 상황을 줄이는 방법 등을 포함합니다.

- **고통 견디는 힘 기르기**

자해 충동이 극심하게 몰려오는 위기의 순간에, 상황을 더 악화시키지 않고 그 순간을 안전하게 넘길 수 있는 기술(DBT의 고통 감내 기술)을 배웁니다. 여기에는 잠시 다른 곳에 주의를 돌리거나, 오감을 활용하여 스스로를 진정시키거나, 현재 상황을 잠시 벗어나거나, 행동하기 전에 장점과 단점을 생각해 보는 등의 방법들이 포함됩니다.

- **건강한 대체 행동 찾기**

상담자와 함께 자해 행동 대신 할 수 있는, 보다 건강하고 자신에게 도움이 되는 스트레스 대처 방법들을 찾아보고 실제로 연습합니다 (예: 규칙적인 운동, 취미 활동, 믿을 수 있는 사람에게 속마음 털어놓기, 문제 해결 능력 키우기 등).

- **대인관계 기술 향상**

만약 자해 행동의 배경에 대인관계의 어려움이 있다면, 자신의 마음과 원하는 것을 상대방에게 존중하며 효과적으로 표현하고, 갈등 상황을 지혜롭게 해결하는 방법(DBT의 대인관계 효율성 기술)을 함께 연습합니다.

- **근본 원인 탐색 및 치유**

자해 행동을 반복하게 만드는 더 깊은 마음의 상처나 어려움(예: 과거의 아픈 기억, 낮은 자존감, 우울한 마음, 불안 등)을 조심스럽게 탐색하고, 이를 치유하기 위한 보다 깊이 있는 상담을 진행합니다. 이 과정에서 자해 행동과 자살 생각 사이의 연결 고리를 이해하고, 자살로 이어질 수 있는 위험 요인을 꾸준히 살피고 관리하는 것이 매우 중요합니다.

■ 회복탄력성 증진

　상담적 접근과 더불어, 장병들이 어려운 상황 속에서도 심리적인 균형을 되찾고 다시 일어설 수 있는 힘, 즉 회복탄력성(resilience)을 키우도록 돕는 것이 중요합니다. 여러 연구들에 따르면, 회복탄력성은 의지할 수 있는 사람이 적어도 한 명 있다는 믿음(애정 어린 관계), 자신이 성공하는 데 필요한 능력들이 있다는 메시지를 듣는다(높은 의지/기대), 그리고 어딘가에 소속되어 있고, 누군가에게 도움이 될 수 있는 기회를 갖는다(참여와 의지)와 같은 보호 요인에 의해 강화될 수 있습니다. 따라서 상담 과정과 부대 환경 조성 노력은 이러한 소중한 보호 요인들을 북돋아 주어, 장병 스스로 스트레스에 건강하게 대처하고 자해 충동을 이겨 낼 힘을 기르도록 도와야 합니다.

자해 극복 사례 - 고통을 마주하고 새로운 길을 찾다

　박 일병은 입대 전부터 스스로에게 매우 엄격했다. 작은 실수도 용납하지 못했고, 완벽하지 않으면 깊은 자책감에 시달렸다. 군대는 박 일병에게 끊임없는 평가와 비교의 연속으로 느껴졌다. 훈련 성과가 기대에 미치지 못하거나 선임에게 질책을 받는 날이면 '나는 역시 쓸모없다, 모두에게 짐만 되는 존재'라는 괴로운 생각이 머릿속을 떠나지 않았다. 이런 감정이 극에 달할 때면, 박 일병은 누구도 모르게 생활관 화장실이나 창고 구석에서 자신의 팔을 긁거나 꼬집으며 신체적 고통으로 격렬한 내면의 괴로움을 잠재우려 했다. 그 순간의 아픔만이 자신을 짓누르는 죄책감과 무력감에서 잠시 벗어나게 해 주는 유일한 방법처럼 느껴졌다. 하지만 자해 후에는 더 큰 수치심과 혹시 들키면 어쩌나 하는 불안감에 시달리는 힘겨운 악순환이 반복되었다.

그러던 어느 날, 점호 준비 중 우연히 소매가 올라가면서 팔에 남은 희미한 상처 자국을 분대장이 보게 되었다. 분대장은 당황하거나 다그치지 않았다. 대신 조용히 박 일병을 불러 "무슨 힘든 일 있니? 괜찮다면 나에게 이야기해도 괜찮아"라며 차분하고 따뜻하게 말을 건넸다. 분대장의 예상치 못한 반응에 박 일병은 자신도 모르게 참았던 눈물을 쏟으며 그동안 겪었던 괴로움과 자해 사실을 어렵게 털어놓았다. 분대장은 박 일병의 이야기를 끝까지 진심으로 들어 주었고, 혼자 힘들어하지 말고 전문가의 도움을 받아 보자며 병영생활전문상담관과의 상담을 권유하고 직접 연결해 주었다. 문제 행동에 대한 질책이 아닌, 그 마음에 대한 공감과 실질적인 도움으로의 연계가 박 일병에게는 소중한 변화의 시작이었다.

상담관과의 만남에서 박 일병은 자신의 자해 행동이 단순히 나쁜 버릇이나 성격 문제가 아니라, 견디기 힘든 감정을 다루기 위한 자신만의 절박한 방식이었음을 이해하게 되었다(심리 교육). 상담관은 자해가 잠시 고통을 잊게 해 줄 수는 있지만, 근본적인 해결책이 될 수 없으며 오히려 더 큰 위험(특히 자살 위험성 증가)을 가져올 수 있음을 차분히 설명하며, 더 건강하게 어려움을 이겨 내는 방법을 함께 찾아보자고 따뜻하게 제안했다.

상담은 변증법적 행동치료(DBT)의 원리와 기술들을 중심으로 진행되었다.

① 감정과 충동 알아차리기: 박 일병은 상담관과 함께 자해 충동이 언제, 어떤 상황에서, 어떤 감정(죄책감, 수치심, 분노, 무력감 등)과 함께 찾아오는지 구체적으로 탐색하는 감정 일기를 써 내려갔다.

② 고통 견디는 기술 배우기: 자해하고 싶은 충동이 강하게 밀려올 때, 즉각적으로 행동하는 대신 잠시 멈추어 그 힘든 순간을 견뎌 낼 수 있는 여러 기술들을 배웠다. 얼음 조각을 손에 꽉 쥐어 보거나(온도 변화), 팔굽혀펴기 같은 짧고 격렬한 운동을 하거나(신체 활동), 숨을 깊게 쉬며 감각에 집중하거나(호흡 및 마음챙김), 좋아하는 음악을 듣는(자기 위안) 등 다양한 위기 생존 기술 목록을 만들고 하나씩 시도해 보았다.

③ 건강한 대체 행동 찾기: 자해 대신 할 수 있는, 자신에게 도움이

되는 다른 활동들을 찾아보았다. 답답할 때 그림을 그리거나, 힘든 감정을 솔직하게 글로 적어 보거나, 용기를 내어 동기에게 가볍게 말을 걸어 보거나, 운동장에 나가 잠시 달리는 것 등이 포함되었다.

④ 나만의 안전 계획 세우기: 자해 충동이 느껴질 때 어떻게 대처할지에 대한 구체적인 단계를 담은 안전 계획을 상담관과 함께 만들었다. 여기에는 충동의 강도에 따라 시도해 볼 수 있는 대처 기술들, 힘들 때 연락할 수 있는 사람들(상담관, 분대장, 국방헬프콜 1303 등)의 목록, 그리고 자해 도구가 될 만한 물건들을 스스로 안전하게 관리하는 방법 등이 담겼다.

상담 과정이 항상 쉽지만은 않았다. 때로는 강한 충동을 이기지 못하고 다시 자해의 아픔을 겪는 날도 있었다. 하지만 박 일병은 상담관과 분대장의 꾸준한 지지와 격려 속에서 다시 일어서기를 포기하지 않았다. 분대장은 상담 내용을 묻지 않으면서도, 박 일병이 힘들어 보일 때 "상담에서 배운 거 한번 해 볼까?"라며 용기를 북돋아 주거나, 작은 긍정적인 변화라도 보일 때면 "잘하고 있다", "애쓰고 있구나"라고 진심으로 인정해 주었다. 중요한 것은 실패에 대한 비난이 아니라, 다시 일어서려는 그 마음과 노력에 대한 따뜻한 지지였다.

몇 달간의 꾸준한 상담과 연습 끝에, 박 일병은 자해 충동이 느껴질 때 예전처럼 바로 행동하는 대신, 잠시 멈추어 안전 계획을 떠올리고 배운 대처 기술들을 시도하는 자신의 모습을 발견하게 되었다. 팔에 새로운 상처가 생기는 횟수가 눈에 띄게 줄었고, 무엇보다 극심한 감정에 속수무책으로 압도당하지 않고 스스로를 조절할 수 있다는 작은 믿음과 자신감이 생겨났다. '나는 쓸모없는 존재'라는 고통스러운 생각 대신, '나는 지금 어려움을 겪고 있지만, 도움을 받으며 충분히 이겨 낼 수 있다'는 희망의 생각으로 조금씩 변화하기 시작했다.

박 일병은 여전히 스스로에게 엄격한 면이 있었지만, 더 이상 자해를 통해 고통스러운 현실에서 도망치려 하지 않았다. 그는 상담과 지휘관의 따뜻한 지지, 그리고 자신의 용기 있는 노력을 통해 얻은 고통을 정면으로 마주하고 건강하게 대처하는 새로운 방법을 통해, 군 생활이라는 어렵고 힘든 과제를 자신만의 속도로 조금씩 헤쳐 나갈 힘과 희망을 얻게 되었다. 이 사례는 자해 행동이 결코 개인의 의지만의 문제가 아니며, 주변의 비난 없는 따뜻한 관심과 이해, 전문가의 적극적인 개입(특히 DBT 기반 상담), 그리고 당사자의 용기가 함께할 때 충분히 극복될 수 있는 문제임을 우리에게 보여 준다. 더 나아가, 생명을 위협할 수 있는 심각한 위기로부터 소중한 한 사람을 보호하고 건강한 회복을 돕는 것이 군 정신건강 시스템의 중요한 역할임을 다시 한번 강조한다.

자해 경험 장병 지원을 위한 부대 내 환경 조성

자해 경험이라는 힘든 시간을 보낸 장병이 안전하게 회복하고 군 생활에 다시 따뜻하게 적응하기 위해서는, 부대 전체가 함께 만들어 가는 지지적인 환경이 무엇보다 중요합니다.

■ 비밀 보장과 신뢰 구축

상담이나 치료 과정에서 장병의 개인적인 이야기가 불필요하게 외부에 알려지지 않도록 최대한 비밀을 보장해 주어야 합니다. 그리고 도움을 요청해도 안전하다는 깊은 신뢰감을 심어 주는 것이 중요합니다(물론, 자살 위험과 같이 생명이나 안전에 심각한 위험이 있다고 판단될 경우에는 비밀을 지키기 어려울 수 있다는 점은 솔직하게 설명해 주어야 합니다).

■ 낙인 없는 따뜻한 문화 조성

자해 행동을 문제 행동으로만 보거나 문제아라고 낙인찍는 대신, 그것이 극심한 심리적 고통의 표현이었음을 이해하고 회복 과정을 따뜻하게 지지해 주는 문화를 만들어 가야 합니다. 지휘관부터 솔선수범하여 마음 건강의 중요성을 강조하고, 지속적인 교육을 통해 편견 없는 시선을 키워 나가야 합니다.

- **동료들의 역할과 격려**

함께 생활하는 동료들이 자해 경험이 있는 전우를 멀리하거나 기피하는 대신, 따뜻한 관심을 보여 주고 회복 과정을 묵묵히 지지해 주는 친구이자 조력자가 될 수 있도록 서로 격려하고 교육해야 합니다(보듬말 원칙 실천).

- **지휘관의 적극적인 지원과 배려**

지휘관은 자해 경험이 있는 장병의 치료 과정을 적극적으로 지원하고, 그 장병이 회복에 집중할 수 있도록 필요한 배려(예: 상담 시간 보장, 업무 부담 조절 등)를 아끼지 않아야 합니다. 관리의 어려움 때문에 섣불리 다른 조치를 생각하기보다, 회복의 기회를 먼저 충분히 제공하는 것이 중요합니다.

■ 지속적인 관심과 살핌

치료가 어느 정도 진행된 이후에도 재발의 가능성, 특히 자살 위험성의 변화에 항상 관심을 기울이며 지속적인 지지와 격려를 보내 주어야 합니다. 그리고 필요하다면 언제든 전문가와 다시 연결될 수 있도록 도와야 합니다.

결론

자해 행동은 군 장병들이 겪는 깊고 아픈 마음의 고통이 우리 눈에 보이도록 남기는 흔적이며, 결코 자살 문제와 동떨어져 생각할 수 없는 심각한 위기의 신호입니다. 그것은 단순히 관심을 끌기 위한 행동이나 의지의 문제가 아니라, 개인이 감당하기 어려운 압도적인 감정을 어떻게든 조절하고 그 힘든 시간을 견뎌 내기 위한 처절한 생존 방식일 수 있습니다. 군대라는 스트레스 높고 때로는 외로운 환경은 이러한 행동의 위험을 높일 수 있으며, 동시에 도움을 요청하는 것조차 어렵게 만드는 이중의 무게를 지울 수 있습니다. 자해 행동에 대한 정확한 이해와 따뜻한 시선, 신속하고 안전한 위기 개입(특히 자살 위험성 확인 포함), 그리고 DBT와 같은 전문적인 상담을 통한 회복 지원은 한 생명을 구하는 소중한 길입니다. 자해 행동에 대한 적절한 개입과 지원은 단순히 한 개인을 돕는 것을 넘어, 추가적인 위험 행동과 자살 전염을 예방하는 중요한 역할을 합니다. 즉, 자해라는 고통의 신호에 제대로 귀 기울이고 대응하는 것이 군 전체의 생명 존중 문화를 더욱 굳건히 하고 안타까운 비극의 악순환을 끊어 내는 소중한 발걸음이 되는 것입니다. 더 나아가, 자해 경험 장병을 낙인 없이 따뜻하게 포용하고 지지하는 부대 문화를 가꾸어 나가는 것은 우리 군 전체의 건강성을 회복하는 데 반드시 필요한 과제입니다. 이러한 노력 하나하나가 침묵 속에 고통받는 더 많은 장병에게 희망의 빛을 전하고, 군 정신건강 시스템의 실질적인 변화를 이끌어 내는 든든한 초석이 될 것입니다.

그러나 때로는 이러한 마음의 고통이 환경적 스트레스나 정서적 어려움뿐 아니라, 군 복무 자체가 요구하는 기본적인 과업들을 따라가기 힘든 인지적인 어려움에서 비롯되기도 합니다. 다음 장에서는 따라가기 힘든 걸음 - 군 복무와 인지적 어려움을 통해 이러한 또 다른 차원의 도전을 함께 고민해 보겠습니다.

제6장

따라가기 힘든 걸음
- 군 복무와 인지적 어려움

새벽 점호 준비로 분주한 생활관, 박상훈(가명) 일병은 어젯밤 선임에게 들었던 질책을 떠올리며 이불을 개는 손길이 자꾸만 엉킨다. 각을 맞춰 이불을 개고, 전투복을 정리하고, 전투화를 닦는 그 단순해 보이는 일련의 과정이 박 일병에게는 너무나 복잡하게 느껴진다. 지시를 받을 때도 여러 단계가 한꺼번에 주어지면 첫 번째 지시 이후로는 머릿속이 하얘지기 일쑤다. 훈련 중에는 어김없이 방향을 잘못 찾거나, 장비 조작 순서를 잊어버려 고문관이라는 불명예스러운 별명을 얻었다. 처음에는 "정신 차려라"라고 다그치던 동기들도 이제는 박 일병을 은근히 피하거나 중요한 일에서 배제하기 시작했다. 그는 자신이 왜 이렇게 뒤처지는지, 남들이 쉽게 하는 일을 왜 자신은 따라가지 못하는지 이해할 수 없어 깊은 좌절감과 외로움에 빠져들었다.

박 일병의 사례는 군대라는 고도로 조직화되고 규율적인 환경 속에서, 눈에 잘 띄지 않는 인지적 어려움을 가진 장병들이 겪게 되는 고통의 단면을 보여 줍니다. 앞선 장들에서 다루었던 대인관계 문제, 우울, 불안, 품행 문제 등과 더불어, 군 복무 적응에 심각한 영향을 미치는 또 다른 중요한 요인이 바로 지적 능력의 어려움(경계선 지능 및 지적 장애)과 주의력결핍 과잉행동장애(ADHD) 등과 같은 인지적 어려움입니다.

특히 강조되어야 할 점은, 단순히 경계선 수준의 지능을 가진 이들뿐만 아니라, 명백히 지적 장애(Intellectual Disability) 수준에 해당함에도 불구하고 군에 입대하는 경우가 적지 않다는 현실입니다. 이는 개인의 의지나 노력의 문제가 결코 아님에도 불구하고, 군 환경에서는 종종 게으름, 성의 부족, 반항 등으로 오인되어 당사자에게 더 큰 고통과 좌절을 안겨 줍니다. 이러한 현상의 배경에는 어린 시절부터 이어진 부모의 방관이나 장애 인정 거부(예: 특수 학급 거부, 장애 진단 기피), 혹은 당사자 스스로 자신의 어려움을 인정하지 않으려는 태도 등이 복합적으로 작용하는 경우가 많습니다. 군대 환경의 특수성은 이러한 근본적인 어려움을 더욱 증폭시키며, 현행 시스템의 한계와 맞물려 복무 부적응과 조기 전역이라는 안타까운 결과로 이어지기도 합니다. 이 장에서는 이러한 인지적 어려움의 특성을 살펴보고, 이것이 군 복무 환경에서 구체적으로 어떤 도전을 야기하며, 현행 시스템의 한계와 필요한 지원 방안은 무엇인지 심층적으로 탐색하고자 합니다.

지적 능력 부족, ADHD 등 인지적 어려움의 특성

군 복무에 어려움을 초래할 수 있는 대표적인 인지적 어려움은 개인의 잘못이나 노력 부족이 아닌, 신경 발달상의 차이나 인지 기능의 특정 영역에서의 어려움에 기인합니다. 주요 유형과 특징은 다음과 같습니다.

- 지적 능력의 어려움(경계선 지능 및 지적 장애)

경계선 지능(Borderline Intellectual Functioning)이란, 지능 지수(IQ)가 일반적으로 71점에서 84점 사이에 해당하는 경우입니다. 지적 장애 수준은 아니지만, 평균적인 지능 범위보다는 낮아 추상적인 개념 이해, 복잡한 정보 처리, 빠른 학습, 문제 해결 등에서 어려움을 겪을 수 있습니다.

■ 지적 장애(Intellectual Disability)

지능 지수가 통상 70점 이하에 해당하며, 개념적, 사회적, 실제적 적응 기술 영역에서 유의미한 제한을 보이는 경우입니다. 군 입대 기준상 명백한 지적 장애는 면제 사유가 될 수 있지만, 앞서 언급했듯 부모나 본인의 인정 거부, 진단 누락 등으로 인해 실제로는 지적 장애 수준의 어려움을 가진 청년들이 군에 입대하는 사례가 발생합니다. 이들은 새로운 기술 습득, 여러 단계의 복합적인 지시 이해 및 수행, 상황 판단 및 예측, 규칙 이해 및 적용 등 군 복무의 거의 모든 영역에서 심각한 어려움을 겪을 수밖에 없습니다.

■ 주의력 결핍 과잉 행동 장애

(Attention-Deficit/Hyperactivity Disorder, ADHD)

부주의, 과잉행동, 충동성을 주요 특징으로 하는 신경 발달 장애입니다. 부주의 증상이 우세한 경우, 지시에 집중하기 어렵고, 세부 사항을 놓치거나, 물건을 자주 잃어버리고, 체계적으로 일을 계획하고 수행하는 데 어려움을 겪습니다. 과잉행동/충동성 증상이 우세한 경우, 가만히 앉아 있기 힘들고, 불필요하게 말이 많거나, 질문이 끝나기 전에 대답하거나, 생각 없이 즉흥적으로 행동하는 경향을 보입니다. 군대 환경에서는 특히 장시간의 집중을 요구하는 경계 근무나 훈련, 세밀한 절차 준수가 필요한 장비 조작 등에서 부주의 증상이 임무 수행 실패 및 안전사고 위험으로 직결될 수 있으며, 충동성은 규율 준수 및 대인관계 갈등의 원인이 될 수 있습니다.

이러한 인지적 어려움은 개인마다 나타나는 양상과 정도가 매우 다양하며, 여러 어려움이 복합적으로 나타나는 경우도 많습니다. 중요한 것은 이러한 특성이 고쳐야 할 결함이라기보다는, 군대라는 특정 환경에서 개인에게 요구되는 능력과 개인이 가진 능력 간의 부조화로 인해 문제가 발생한다는 점입니다.

고도의 집중력과 복잡한 지시 이해가 요구되는 군 환경에서의 도전

민간 사회에서는 개인이 자신의 강점을 살리고 약점을 보완할 수 있는 환경을 어느 정도 선택하거나 조성할 수 있습니다. 예를 들어, ADHD 성향이 있는 사람은 활동적인 직업을 선택하거나, 지적 능력에 어려움이 있는 사람은 반복적이고 구조화된 업무를 통해 안정감을 찾을 수 있습니다. 그러나 군대는 개인의 선택권이 극도로 제한되며, 모든 구성원에게 비교적 표준화된 높은 수준의 인지적, 신체적 능력을 요구하는 환경입니다. 특히 다음과 같은 군 환경의 특성은 인지적 어려움을 가진 장병들에게 큰 도전이 됩니다.

■ 높은 수준의 주의 집중 요구

경계 근무, 사격 훈련, 장비 운용 등 많은 군사 활동은 장시간 동안 높은 수준의 집중력을 유지할 것을 요구합니다. ADHD 성향이나 다른 집중력 문제가 있는 경우, 이는 극도의 피로감을 유발하거나 사소한 부주의가 치명적인 안전사고로 이어질 위험을 높입니다.

■ 복잡하고 빠른 정보 처리

군대는 구두 지시, 서면 명령, 수신호 등 다양한 형태의 정보가 빠르고 복잡하게 전달되는 환경입니다. 특히 여러 단계로 이루어진 지시를 정확히 기억하고 순서대로 이행해야 하는 경우가 많은데, 지적 능력이나 작업 기억력에 어려움이 있는 경우 이를 따라가기 매우 어렵습니다. 박 일병처럼 첫 지시 이후 머릿속이 하얘지는 경험은 흔하게 나타날 수 있습니다. 새로운 장비 사용법이나 전술 개념을 빠르게 습득해야 하는 상황 역시 큰 부담이 됩니다.

■ 정확성과 시간 엄수 강조

군사 작전 및 훈련은 정확성과 시간 엄수를 생명처럼 여깁니다. 작은 실수 하나가 큰 문제로 이어질 수 있기에, 모든 절차를 정확히 숙지하고 정해진 시간 내에 완수해야 한다는 압박감이 큽니다. 인지 처리 속도가 느리거나, 체계적인 계획 수립에 어려움을 겪는 장병들에게 이는 상당한 스트레스 요인이 되며, 실수를 반복하게 만들어 부정적인 평가로 이어지기 쉽습니다.

■ 엄격한 규칙과 절차

군대는 모든 활동이 엄격한 규칙과 절차에 따라 이루어집니다. 이러한 규율은 조직의 효율성과 안전을 위해 필수적이지만, 때로는 융통성 부족으로 느껴질 수 있으며, 규칙을 이해하고 내면화하는 데 어려움을 겪는 장병들에게는 끊임없는 긴장감을 유발할 수 있습니다. 특히 지적 능력에 어려움이 있는 경우, 복잡한 규정 자체를 이해하는 것부터 어려울 수 있으며, 충동성 조절이 어려운 ADHD 성향의 경우, 이러한 규칙 준수 자체가 큰 도전이 될 수 있습니다.

훈련 성과 부진, 임무 수행 어려움, 대인관계 문제로의 파급

인지적 어려움은 군 생활의 거의 모든 영역에 걸쳐 부정적인 영향을 미칠 수 있으며, 이는 단순히 개인의 문제를 넘어 부대 전체의 효율성과 안전에도 영향을 줍니다.

■ 훈련 및 임무 수행의 어려움

총기 분해 결합, 각개 전투, 통신 장비 운용, 행정 업무 처리 등 대부분의 군사 훈련과 임무 수행에서 어려움을 겪을 가능성이 높습니다. 특히 지적 능력에 현저한 어려움이 있는 경우, 가장 기본적인 임무조차 제대로 수행하기 어려울 수 있습니다. 이는 낮은 훈련 성과로 이어지고, 심한 경우 임무 수행 중 사고 발생 위험을 높입니다. 예를 들어, 박 일병처럼 지시를 잘못 이해하여 엉뚱한 행동을 하거나, 필요한 물품을 챙기지 못하거나, 중요한 절차를 누락하는 등의 문제가 반복될 수 있습니다.

■ 부정적 평가와 낙인

반복되는 실수와 부진한 성과는 동료나 간부로부터 능력 부족, 성의 없음, 고문관, 폐급 등의 부정적인 평가와 낙인으로 이어지기 쉽습니다. 박 일병이 고문관 별명을 얻은 것처럼, 이러한 낙인은 개인의 자존감을 심각하게 훼손하고, 더욱 위축되게 만드는 악순환을 초래합니다.

■ 대인관계 문제 및 고립

군대 내 따돌림이나 괴롭힘은 종종 다르거나 부족해 보이는 동료를 향합니다. 인지적 어려움으로 인해 업무나 단체 생활에서 자꾸 뒤처지는 모습은 이러한 부정적인 관계의 표적이 될 위험을 높입니다. 박 일병의 동기들이 박 일병을 피하기 시작한 것처럼, 스스로 위축되어 관계를 회피하거나, 사회적 상황을 이해하고 적절히 반응하는 데 어려움을 겪어(예: ADHD의 충동성, 지적 능력 부족으로 인한 상황 오판) 의도치 않게 갈등을 유발할 수도 있습니다. 이는 결국 심리적 고립감을 심화시킵니다.

■ 2차적인 정신건강 문제

지속적인 실패 경험, 부정적인 평가, 대인관계의 어려움은 만성적인 스트레스 요인이 되어 우울증, 불안장애, 자해 행동 등 2차적인 정신건강 문제로 발전할 위험이 매우 높습니다. 박 일병이 느끼는 깊은 좌절감과 외로움은 이러한 2차 문제의 시작일 수 있습니다.

병무청 신검과 실제 복무 간의 간극 - 걸러지지 못한 어려움

그렇다면 이러한 인지적 어려움, 특히 지적 장애 수준의 어려움을 가진 인원들까지 어떻게 군에 입대하게 되는 것일까요? 이론적으로는 병무청의 병역판정검사(신검) 과정에서 군 복무에 현저한 지장을 초래할 수 있는 신체적, 정신적 문제가 있는 인원을 선별해야 합니다. 그러나 현실에서는 여러 가지 이유로 인지적 어려움, 심지어 명백한 지적 장애조차 충분히 걸러지지 못하는 경우가 발생하며, 이는 서론에서 지적된 높은 현역 판정률 문제와도 맞닿아 있습니다.

- 검사의 한계 및 진단 누락

병무청 신검은 주로 신체 건강과 명백한 정신 질환(조현병, 심한 우울증 등)을 중심으로 이루어집니다. 경계선 지능이나 ADHD는 물론, 지적 장애 역시 공식적인 진단 기록이 없거나 본인 및 보호자가 적극적으로 정보를 제공하지 않으면 짧은 시간의 검사나 문진만으로는 정확히 파악하기 매우 어렵습니다. 정밀한 지능 검사나 심리 평가는 모든 대상자에게 시행되지 않으며, 설령 검사가 이루어진다 해도 방어적인 태도나 검사 상황 자체에 대한 이해 부족 등으로 실제 능력보다 높게 평가될 가능성도 배제할 수 없습니다.

■ **부모 및 본인의 방관 또는 부정**

가장 큰 문제 중 하나는, 어린 시절부터 자녀의 지적 어려움을 인지했음에도 불구하고 부모가 이를 인정하지 않으려 하거나 방치하는 경우입니다. 특수 교육 기회를 제공하지 않거나, '크면 나아지겠지'라는 막연한 기대, 혹은 장애에 대한 사회적 낙인을 우려하여 공식적인 진단 자체를 꺼리는 태도가 여기에 해당합니다. 또한, 한국 사회 특유의 '남자는 군대는 다녀와야 한다'는 강한 사회적 압력 속에서, 자녀의 어려움을 알면서도 '군대에 가서 정신 차려야 한다'는 등의 생각으로 오히려 입대를 독려하거나 방관하는 경우도 비일비재합니다. 병사 본인 역시 자신의 어려움을 제대로 인지하지 못하거나, 인정하기를 거부하며 입대를 선택하는 경우도 있습니다. 이러한 복합적인 요인들이 작용하여, 명백히 군 복무 수행 능력이 부족함에도 불구하고 입영 통지서를 받게 되는 것입니다.

■ 높은 현역 판정률의 압박

저출산으로 인한 병역 자원 감소 문제를 해결하기 위해 병무청이 높은 현역 판정률을 유지해야 하는 구조적 압박 역시, 복무 적응에 잠재적 어려움이 예상되는 인원, 심지어 지적 장애가 의심되는 인원까지 현역으로 입대하게 만드는 요인이 될 수 있습니다. 이는 국가적 차원의 병력 유지 필요성이 일선 부대의 관리 부담 증가로 이어지는 구조를 보여 줍니다.

결과적으로, 박 일병과 같이 상당수의 인지적 어려움을 가진 청년들, 심지어 지적 장애 수준의 어려움을 가진 청년들까지 적절한 평가나 지원 없이 군에 입대하게 되고, 입대 후에야 비로소 그 어려움이 수면 위로 드러나 본인과 부대 모두에게 큰 부담으로 작용하는 상황이 발생하는 것입니다. 이는 병무청의 선별 시스템과 실제 복무 환경 간의 심각한 괴리를 드러냅니다.

느린 걸음을 알아차리기 - 숨겨진 어려움의 발견과 인정

박 일병은 정말 최선을 다했다. 매일 아침 남들보다 일찍 일어나 전투복 각을 잡으려 애썼고, 선임들의 지시를 놓치지 않으려고 귀를 쫑긋 세웠다. 하지만 결과는 늘 같았다. 이불은 번번이 모양이 흐트러졌고, 두 가지 이상의 지시가 내려오면 어김없이 순서를 뒤죽박죽으로 만들거나 중요한 내용을 빠뜨렸다. 총기 분해 결합 훈련에서는 부품 이름을 외우지 못해 늘 마지막까지 남아 있었고, 구보 중에는 자꾸만 대열에서 뒤처졌다.

처음에는 박 일병의 어눌함을 '이등병이니까' 혹은 '긴장해서 그러려니' 했던 동료와 간부들도 시간이 지나면서 점차 인내심을 잃어 갔다. "야, 박상훈! 너 진짜 일부러 그러냐?", "정신 안 차릴래? 고문관 소리 듣고 싶어?"와 같은 질책과 비난이 일상이 되었다. 더욱 박 일병을 힘들게 했던 것은, 박 일병이 말을 할 때는 목소리 크기나 발음이 비교적 또렷하고 질문에 대답도 곧잘 한다는 점이었다. 사람들은 이런 멀쩡해 보이는 겉모습 때문에 박 일병의 실수가 더욱 꾀병이나 성의 부족으로 보인다고 수군거렸다. 박 일병은 억울했지만, 자신이 왜 이러는지 스스로도 설명할 수 없었기에 그저 고개를 숙일 뿐이었다. '나는 왜 이렇게 바보 같을까?', '차라리 입대하지 말았어야 했는데…' 자책감과 절망감 속에서 박 일병은 점점 더 깊은 어둠 속으로 빠져들었다.

박 일병의 지속적인 부적응과 그로 인한 부대 관리의 어려움이 커지자, 소대장은 고심 끝에 박 일병을 병영생활전문상담관에게 데려갔다. "상담관님, 박상훈 일병이… 뭔가 이상합니다. 열심히 하려는 것 같은데 결과가 너무 안 좋고, 가르쳐 줘도 금방 잊어버립니다. 근데 또 말은 곧잘 해서 꾀병 같기도 하고… 저도 어떻게 해야 할지 모르겠습니다."

상담관은 박 일병과의 면담을 통해 그의 어려움을 자세히 들었다. 처음에는 박 일병도 "제가 부족해서 그렇습니다", "더 열심히 하겠습니다"라며 자신을 탓했지만, 상담관은 박 일병의 구체적인 어려움(복잡한 지시 이해, 순서 기억, 추상적 개념 파악 등)을 파고들었다. 상담관은 박 일병이 우울감이나 불안 증상도 일부 보이지만, 근본적인 어려움은 다른 곳에 있을 수 있다는 의심을 품게 되었다. 특히 언어 표현 능력(말하기)에 비해, 내용을 이해하고 적용하는 인지적 능력에서 현저한 불일치가 관찰되었다. 과거 학창 시절 성적이나 친구 관계 등에 대한 질문에서도 어려움의 실마리가 보였다.

상담관은 소대장 및 중대장과 상의하여 박 일병의 정확한 상태를 파악하기 위해 군 병원 정신건강의학과 진료 및 종합심리평가를 의뢰했다. 몇 주 후, 군 병원 임상심리실에서 나온 평가 결과는 충격적이었다. 박 일병의 전체 지능 지수(FSIQ)는 60점 대 후반으로 측정되었으며, 이는 의학적으로 경도 지적 장애(Mild Intellectual Disability)에 해당하는 수준이었다. 언어 이해나 표현 능력은 상대적으로 양호했지만, 작업 기억, 처리 속도, 지각 추론 등 군 복무 수행에 필수적인 다른 인지 영역들에서 심각한 제한이 확인되었다.

결과를 전달받은 소대장과 간부들은 숙연해졌다. 그동안 박 일병을 오해하고 다그쳤던 자신들의 모습이 떠올랐기 때문이다. 중대장은 즉시 부대원들을 대상으로 박 일병의 어려움에 대해 설명하고, 더 이상 박 일병을 비난하거나 놀리지 말 것을 엄중히 지시했다. "상훈이는 게으르거나 반항하는 것이 아니었다. 우리가 상상하기 어려운 방식으로 세상을 이해하고 있었던 거다. 그동안 우리가 상훈이의 어려움을 몰라주고 힘들게 한 것에 대해 미안한 마음을 가져야 한다." 부대 내 분위기는 달라졌다. 동료들은 박 일병을 측은하게 여기며 작은 도움을 주려 했고, 간부들은 박 일병에게 더 이상 어려운 임무를 맡기지 않았다.

박 일병 자신도 처음에는 지적 장애라는 결과에 충격을 받았지만, 이내 그동안 자신을 짓눌렀던 이유 모를 좌절감과 자책감에서 벗어날 수 있었다. "그래서… 그래서 제가 그렇게 해도 안 됐던 거군요." 박 일병의 눈에는 눈물이 고였다. 자신이 바보라서가 아니라, 남들과는 다른 방식으로 세상을 배우고 이해하는 어려움을 가지고 있었다는 사실을 처음으로 받아들인 순간이었다.

하지만 박 일병의 어려움을 인정하는 것과 박 일병이 군 복무를 계속하는 것은 별개의 문제였다. 군 병원의 소견과 부대 지휘관의 판단은 명확했다. 박 일병의 인지적 능력으로는 도저히 군 복무를 정상적으로 수행할 수 없다는 것이었다. 결국, 부대는 박 일병의 현역복무부적합 심사를 정식으로 상정했다. 심사 과정은 순조롭게 진행되었고,

박 일병은 복무 부적합(지적 능력 부족) 판정을 받고 입대한 지 약 6개월 만에 조기 전역하게 되었다.

전역하는 날, 박 일병의 표정은 복잡미묘했다. 끔찍했던 군 생활에서 벗어난다는 해방감과 동시에, 사회로 돌아가 어떻게 살아가야 할지에 대한 막연한 두려움이 교차했다. 하지만 박 일병은 더 이상 스스로를 무능력한 실패자로 여기지는 않았다. 자신의 어려움을 이해해 주고 인정해 준 상담관과 간부들, 그리고 짧았지만 자신을 배려해 주려 했던 동료들에게 작은 고마움을 느꼈다. 박 일병의 느린 걸음은 군대라는 길과는 맞지 않았지만, 이제 박 일병은 자신에게 맞는 다른 길을 찾아 나설 준비를 해야 했다.

이 사례는 군 시스템이 개인의 숨겨진 어려움을 발견하고 인정하는 긍정적인 역할을 할 수 있음을 보여 주는 동시에, 모든 문제가 군대 내에서 극복될 수는 없으며 때로는 현부심과 같은 현실적인 조치가 최선일 수 있음을 시사한다. 또한, 겉으로 보이는 모습만으로 타인의 어려움을 섣불리 판단해서는 안 된다는 중요한 교훈을 남긴다.

평가 및 진단의 어려움과 필요성

군 복무 중 인지적 어려움, 특히 지적 능력 부족이 의심되는 경우,

정확한 평가와 진단은 매우 중요하지만 동시에 여러 어려움에 직면합니다.

- **증상의 모호성 및 오인**

인지적 어려움의 증상(예: 집중력 저하, 실수 잦음, 지시 이해 어려움)은 군 생활 초기 누구나 겪을 수 있는 적응의 어려움이나, 우울증, 불안 증상과 유사하게 보일 수 있습니다. 또한, 앞서 언급했듯이 태도나 의지의 문제(게으름, 불성실)로 쉽게 오인될 수 있어, 근본적인 원인을 파악하기 어렵게 만듭니다. 특히 박 일병 사례처럼 언어 표현 능력이 비교적 양호한 경우, 기저의 지적 어려움은 더욱 발견되기 어렵습니다.

- **전문가 접근성의 한계**

군 병원이나 부대 내에서 정밀한 지능 검사나 인지 기능 평가를 수행할 수 있는 전문가(임상심리전문가, 정신건강임상심리사 등)나 시스템이 부족한 경우가 많습니다. 외부 민간 병원에 의뢰하는 과정 역시 행정적으로 복잡하고 시간이 소요되어, 필요한 평가가 적시에 이루어지기 어려울 수 있습니다.

- **낙인에 대한 두려움**

정신과 진료나 심리 평가를 받는 것 자체에 대한 부정적인 인식과 문제병사 또는 관심병사로 낙인찍힐 것에 대한 두려움 때문에 장병 스스로 평가를 회피하거나 방어적인 태도를 보일 수 있습니다. 이는 남성 중심 문화와 버티기의 딜레마와도 연결됩니다.

그럼에도 불구하고, 정확한 평가는 필수적입니다. 인지적 어려움, 특히 지적 능력의 한계가 확인될 경우, 이는 개인의 노력 부족이 아닌 실제적인 한계임을 이해하고, 불필요한 비난이나 질책 대신 현실적인 관리 및 지원 방안을 모색하는 출발점이 될 수 있습니다. 또한, 문제의 원인을 명확히 함으로써 현역 복무 지속 가능 여부를 판단하고, 필요한 경우 현역복무부적합 심사(현부심) 절차를 진행하는 데 객관적인 근거를 제공할 수 있습니다.

지원 방안 모색 - 맞춤형 교육, 임무 조정, 구조화된 환경 제공의 한계와 가능성

인지적 어려움을 가진 장병, 특히 지적 능력에 한계가 있는 장병을 위해 이론적으로 고려해 볼 수 있는 지원 방안은 다음과 같습니다. 그러나 군대라는 표준화되고 경직된 환경의 특성상 현실적인 적용에는 많은 한계가 따릅니다.

■ **맞춤형 교육 및 훈련**

개인의 학습 속도와 이해 수준에 맞춰 교육 내용을 조절하고, 시각 자료 활용, 매우 구체적이고 단순한 단계별 설명, 반복 학습 기회 제공 등을 통해 이해도를 높이는 방식입니다. 그러나 일선 부대에서 제한된 시간과 자원으로 모든 장병, 특히 지적 능력에 어려움이 있는 병사에게 개별화된 교육을 제공하기는 현실적으로 매우 어렵습니다.

■ **임무 조정**

해당 장병이 비교적 잘 수행할 수 있는, 인지적 부담이 극히 적은 임무(예: 매우 단순한 반복 작업, 환경 미화 등)를 부여하는 방식입니다. 이는 해당 장병의 스트레스를 줄이고 작은 성공 경험을 제공할 수 있지만, 다른 동료들에게 업무 부담이 전가되거나 형평성 논란을 일으킬 수 있습니다. 또한, 맡길 수 있는 임무 자체가 극히 제한적이며, 전투력 유지라는 군 본연의 목적과 상충될 수도 있습니다.

■ **구조화된 환경 제공**

명확하고 예측 가능한 일과, 구체적이고 일관된 지시, 시각적 단서(체크리스트, 그림 등) 활용 등을 통해 혼란을 줄이고 적응을 돕는 방식입니다. 이는 어느 정도 도움이 될 수 있지만, 군 생활의 예측 불가능한 상황(비상 상황, 돌발 임무 등)까지 모두 통제할 수는 없으며, 환경 조성이 가능한 범위 역시 한정적입니다.

결론적으로, 군대 내에서 인지적 어려움, 특히 지적 장애 수준의 어려움을 가진 장병에게 제공할 수 있는 실질적인 지원은 극히 제한적일 수밖에 없습니다. 민간 사회나 특수 교육 환경에서 가능한 수준의 개별화된 지원이나 환경적 조정을 기대하기는 거의 불가능합니다. 이러한 현실적인 한계는 결국 많은 경우 현역복무 부적합 심사(현부심)라는 제도로 귀결되는 배경이 됩니다.

현부심으로 이어지는 과정과 딜레마

군 복무 부적응을 보이는 장병, 특히 박 일병과 같이 인지적 어려움, 심지어 미처 진단되지 않은 지적 장애로 인해 도저히 임무 수행이 어렵다고 판단되는 경우, 현부심 절차를 통해 조기 전역을 하게 되는 경우가 많습니다.

■ 현부심 경로

반복적인 임무 실패와 훈련 부진 → 지휘관 및 동료들의 관리 부담 가중 → 상담 및 정신과 진료 의뢰(병영생활전문상담관, 군의관 등) → 인지 기능 저하(경계선 지능 또는 지적 장애 의심/진단)나 적응 장애 진단 → 지휘관 또는 본인의 신청으로 현부심 상정 → 심사를 통해 전역 결정.

■ 딜레마

현부심은 당사자에게는 감당하기 어려운 군 복무의 고통에서 벗어날 기회를 제공하고, 부대 입장에서는 관리 부담을 덜 수 있는 현실적인 해결책처럼 보일 수 있습니다. 그러나 이 과정은 몇 가지 딜레마를 안고 있습니다.

① 시스템 실패의 반증?: 현부심 결정은 어쩌면 입대 전 선별 과정의 명백한 실패, 그리고 입대 후 적절한 지원 시스템 부재의 결과일

수 있습니다. 특히 지적 장애 수준의 인원이 입대했다는 사실 자체가 시스템의 심각한 허점을 드러냅니다.

② 부적합 낙인: 현역 복무 부적합이라는 결정은 당사자에게 또 다른 사회적 낙인이 될 수 있으며, 전역 후 사회 적응에 어려움을 가중시킬 수 있습니다.

③ 근본 해결책 부재: 조기 전역이 인지적 어려움 자체를 해결해 주는 것은 아닙니다. 사회로 돌아가서도 유사한 어려움에 직면할 수 있으며, 군 복무 실패 경험은 장기적인 심리적 상처로 남을 수 있습니다.

④ 관리 부담 경감 수단으로의 전락 가능성: 현부심 제도가 본래 목적과 달리, 부대의 관리 부담을 덜기 위한 수단으로 활용될 가능성이 있다는 점은 중요한 문제입니다.

결국 인지적 어려움을 가진 장병, 특히 진단되지 않은 지적 장애를 가진 장병의 현부심 과정은, 군이라는 특수 환경과 개인의 특성 간의 극단적인 부조화 속에서, 제한된 선택지하에 내려지는 고육지책일 수 있습니다. 이는 군 정신건강 시스템이 관리를 넘어 진정한 지원과 치유로 나아가기 위해 풀어야 할 중요한 숙제임을 보여 줍니다.

결론 - 보이지 않는 걸음을 헤아리는 노력

 군 복무는 많은 청년에게 성장과 성숙의 기회가 되지만, 박 일병과 같이 인지적 어려움을 가진 이들, 특히 사회적 무관심이나 부모의 부정 속에서 자신의 한계를 인지하지 못한 채 입대한 지적 장애 수준의 청년들에게는 따라가기 힘든 무거운 발걸음이 될 수 있습니다. 박 일병의 사례는 겉으로 드러나는 모습만으로 타인의 능력을 섣불리 판단해서는 안 되며, 숨겨진 어려움을 발견하고 인정하는 것이 얼마나 중요한지를 보여 줍니다. 이들의 어려움을 개인의 나약함이나 의지 부족으로 치부하지 않고, 그 특성을 이해하며 현실적인 한계와 가능성을 모색하는 노력이 필요합니다. 이는 단순히 개인을 위한 배려를 넘어, 군 조직 전체의 건강성과 효율성을 높이는 길이기도 합니다. 병무청 단계에서의 보다 책임감 있고 정밀한 선별 시스템 구축이 무엇보다 시급하며, 입대 후 조기 발견 및 평가 시스템 강화, 제한적이나마 가능한 지원 방안 모색, 그리고 현부심 제도의 신중하고 공정한 운영이 요구됩니다. 결국, 모든 장병이 극복을 강요받는 대신, 자신의 어려움을 인정받고 자신에게 맞는 길을 찾아갈 수 있도록 돕는 것이 진정한 지원일 것입니다.

 이러한 다양한 어려움을 가진 병사들을 직접 관리하고 이끌어야 하는 간부들 역시, 또 다른 차원의 무거운 책임감과 스트레스에 직면하게 됩니다. 다음 장에서는 병사들의 고통과는 또 다른 무게를 지닌, 군 간부들의 적응 스트레스 문제를 심층적으로 살펴볼 것입니다.

제7장

낯선 환경, 무거운 어깨
- 간부의 부적응

갓 임관한 최석구(가명) 소위의 가슴은 국가에 헌신하겠다는 포부와 리더가 된다는 설렘으로 가득했다. 임관식에서 가족들 앞에 섰을 때의 자부심도 잠시, 야전 부대에서의 현실은 기대와 너무나 달랐다)

동기 대부분이 소대장으로 배치된 것과 달리, 최 소위는 부대 내 간부 부족 탓에 원치 않던 인사참모 직책을 맡게 되었다. 임관 한 달 차, 아직 업무 파악도 서툰 신임 장교가 선임 장교들에게 업무 협조를 구해야 하는 위치였다. 하지만 최 소위의 요청은 "니가 뭘 안다고" 식의 무시 속에 묵살되거나, 때로는 중대장실로 불려가 욕을 듣고 돌아오기 일쑤였다.

동기 교육장교에게는 작전과장이라는 방패막이라도 있었지만, 최 소위는 대대장에게 직접 보고하며 깨지는 것이 일상이었다. '왜 하필 나만 이런 역할을 맡게 된 걸까?' 하는 자괴감과 함께 전화벨 소리만 울려도 가슴이 철렁 내려앉았다. '리더의 자질이 없는 건 아닐까' 하는 생각에 자신감은 점점 위축되었고, 깊은 고립감 속에서 사무실에 홀로 있는 시간이 늘어 갔다.

최근에는 대대장으로부터 중대별 자살 우려 인원을 파악하여 보고하라는 지시가 내려왔다. 지시를 받고 사무실로 돌아온 최 소위는 공허한 웃음을 터뜨렸다. 매일 아침 눈을 뜨는 것이 고통스럽고, 여기서 벗어나고 싶은 마음이 간절한 자신에게, 다른 자살 우려 인원을 파악하라니. 최 소위는 깊은 아이러니와 절망감 속에서 생각했다. '내가 먼저 죽고 싶은데, 누가 누굴 돕지?'

최 소위의 모습은 결코 특별하거나 예외적인 사례가 아닙니다. 앞선 장들에서 우리는 주로 병사들이 군대라는 특수한 환경 속에서 겪는 다양한 심리적 고통, 특히 관계의 어려움과 우울, 불안 등의 문제를 심층적으로 살펴보았습니다. 그러나 군 조직을 이끌어 가는 또 다른 핵심 축인 간부들 역시 병사들과는 다른 차원의, 때로는 훨씬 더 복합적이고 무거운 심리적 압박에 직면합니다. 지휘관으로서, 부하들을 이끌고 책임을 져야 하는 무거운 어깨는 낯선 군 환경에 적응해야 하는 개인적 어려움과 맞물려 간부들을 최 소위와 같은 심리적 위기로 내몰 수 있습니다. 서론에서 이미 충격적인 수치로 확인했듯이, 병사보다 높은 간부의 자살률은 이 문제가 더 이상 간과할 수 없는 심각한 수준에 이르렀음을 경고합니다. 이 장에서는 군 간부들이 경험하는 적응 스트레스의 다면적인 양상과 그 배경을 살펴보고, 간부들을 위한 실질적인 정신건강 지원 방안의 필요성을 제기하고자 합니다.

간부라는 역할, 다층적 부담의 무게

군 간부의 역할은 본질적으로 다층적인 부담을 내포하고 있습니다. 간부들은 단순히 상급자의 지시를 수행하는 부하이자, 동시에 부하 병사들을 지휘하고 관리하며 병사들의 안전과 임무 수행 결과에 책임을 져야 하는 리더입니다. 이러한 이중적 위치는 필연적으로 다양한 스트레스 요인을 발생시킵니다.

■ 지휘 책임의 무게

간부는 부대의 전투 준비 태세를 유지하고 주어진 임무를 성공적으로 완수해야 할 뿐만 아니라, 부하들의 안전사고 예방과 군기 유지에 대한 직접적인 책임을 집니다. 작은 실수나 사고 하나가 부대 전체의 평가와 자신의 군 경력에 치명적인 영향을 미칠 수 있다는 압박감은 끊임없는 긴장 상태를 유발합니다.

- **병력 관리의 어려움**

군 간부는 갈수록 다양해지는 배경과 어려움을 가진 병사들을 효과적으로 관리하고 이끌어야 하는 부담을 안고 있습니다. 서론에서 지적했듯이, 저출산으로 인한 병력 자원 부족은 높은 현역 판정률로 이어져 과거 기준으로는 복무 부적합 판정을 받았을 수 있는 인원들까지 관리해야 하는 상황을 만들었습니다. 정신적, 신체적 취약성을 가진 병사, 군 생활 적응에 어려움을 겪는 병사, 때로는 반항적이거나 비협조적인 병사들을 통합하여 부대를 운영해야 하는 과제는 일선 간부들에게 상당한 정서적 소진과 무력감을 안겨 줄 수 있습니다.

- **만성적인 업무 과중과 인력 부족**

전투 훈련과 교육 준비 및 실행, 행정 업무 처리, 시설 및 장비 관리, 각종 보고와 점검 등 간부에게 요구되는 업무는 양적으로 방대하고 질적으로 다양합니다. 더욱이, 절대적인 간부 수의 부족 현상은 이러한 업무 부담을 더욱 가중시킵니다. 부족한 인력으로 더 많은 임무를 수행해야 하기에, 개개인이 감당해야 할 책임과 업무량은 한계를 넘어서는 경우가 많습니다. 이로 인해 정시 퇴근은 고사하고 주말에도 제대로 쉬지 못하는 경우가 빈번하며, 이는 신체적 피로 누적은 물론, 심리적 탈진(번아웃)으로 이어지기 쉽습니다.

■ **경력 관리 및 진급에 대한 압박**

특히 직업군인으로서 간부들이 느끼는 독특한 스트레스 요인입니다. 상위 계급으로의 진급, 장기복무 선발 여부는 군 생활의 지속뿐만 아니라 경제적 안정과도 직결되는 중요한 문제입니다. 치열한 경쟁 속에서 좋은 평가를 받기 위해 끊임없이 노력해야 한다는 부담감, 그리고 평가 결과에 대한 불안감은 만성적인 스트레스로 작용하며, 때로는 과도한 업무 경쟁이나 불필요한 갈등을 유발하기도 합니다.

새로운 시작의 그늘 - 초급 간부의 현실 적응기

군 생활의 첫발을 내딛는 초급 간부(하사, 중사, 소위, 중위)들이 마주하는 현실은 종종 기대와 크게 다르며, 이는 심각한 적응 스트레스로 이어집니다. 간부 자살자 중 상당수가 초급 간부에 집중되어 있다는 사실은 이 시기의 구조적 취약성을 명확히 보여 줍니다.

가장 큰 어려움 중 하나는 리더십 및 실전 경험의 절대적인 부족입니다. 학교나 훈련소에서의 이론 교육과 실제 야전 부대에서 다양한 배경과 성향을 가진 병사들을 지휘하고 통솔하는 것 사이에는 큰 간극이 존재합니다. 예상치 못한 상황에 대한 대처 능력 부족, 부하들과의 관계 형성 미숙, 지휘 과정에서의 시행착오 등은 초급 간부들에게 큰 좌절감과 자기 효능감 저하를 안겨 줄 수 있습니다. '내가 과연 좋은 리더가 될 수 있을까?' 하는 끊임없는 자기 의심은 초급 간부들을 심리적으로 위축시킵니다.

또한, 많은 초급 간부들이 상급 지휘관의 기대와 부하 병사들의 요구 사이에서 심리적 고립감을 경험합니다. 아직 조직 내 기반이 약하고 동료나 선배 간부들과의 유대 형성이 부족한 상태에서, 위아래로부터 오는 압박과 고충을 홀로 감당해야 하는 경우가 많습니다. 자신의 어려움을 솔직하게 털어놓거나 적절한 조언을 구하기 어려운 환경은 스트레스를 해소할 통로를 차단하고 고립감을 심화시킵니다. 이는 특히 앞선 최 소위의 사례처럼, 예상치 못한 보직을 맡거나 충분한 지원 없이 과도한 책임을 지게 될 때 더욱 두드러집니다. 개인주의화되는 병사 문화나 세대 차이에서 오는 소통의 어려움 역시 초급 간부 때부터 시작될 수 있지만, 이는 경험 많은 간부들에게 또 다른 차원의 고민으로 다가옵니다.

경험의 무게와 변화의 압박 - 중견/고위 간부의 도전 과제

상당 기간 군 복무를 수행한 중견 및 고위 간부들은 초급 간부와는 또 다른 종류의 스트레스 요인에 직면합니다. 이들은 풍부한 경험과 노하우를 바탕으로 조직의 중추적인 역할을 수행하지만, 동시에 누적된 피로와 변화하는 환경 속에서 새로운 도전에 부딪힙니다.

가장 두드러지는 어려움 중 하나는 병사들과의 세대 차이 심화와 그로 인한 리더십 딜레마입니다. 개인의 가치와 자율성을 중시하는 MZ세대, 나아가 알파 세대 병사들의 사고방식과 소통 방식은 과거 권위주의적 리더십에 익숙한 간부들에게 큰 혼란과 어려움을 안겨 줄 수 있습니다. 과거에는 당연시되었던 지시나 훈련 방식이 이제는 인권 침해나 꼰대 문화로 비춰질 수 있다는 불안감, 그러면서도 군 기강을 유지하고 임무를 완수해야 한다는 책임감 사이에서 효과적인 리더십 발휘에 어려움을 겪습니다. 이는 단순한 소통 문제를 넘어, 부대 관리 및 지휘의 근본적인 방식에 대한 고민으로 이어집니다.

특히, 힘들어하는 병사를 대하는 방식의 변화는 이러한 딜레마를 더욱 복잡하게 만듭니다. 과거에는 간부들이 어려움을 호소하는 병사를 다그치거나 혹은 독려하며 어떻게든 함께 가려 했다면(이것이 때로는 병사의 어려움을 무시하는 방식으로 나타나기도 했지만), 현재는 병사가 우울감이나 고충을 토로할 때 간부가 적극적으로 개입하여 문제를 해결하기보다 소극적으로 변하는 경향이 나타납니다. 때로는 자신이 책임져야 할 상황을 회피하거나 문제가 커지는 것을 막기 위해, 병사의 회복과 적응을 돕기보다는 현부심 등 제도를 통해 조기에 부대 밖으로 내보내는 방향을 선호하게 되는 것입니다. 이러한 현실은 내 부하는 내가 끝까지 책임진다는 전통적인 리더십의 의미를 퇴색시키고, 간부와 병사 사이에 보이지 않는 벽을 더욱 두텁게 만듭니다. 저자 역시 간부로서, 그리고 이후 병영생활전문상담관으로서 이러한 딜레마를 오랫동안 현장에서 목격해 왔지만, 이 복잡한 문제에 대한 명확한 해답을 찾기는 여전히 어렵습니다.

또한, 군 간부의 삶은 일과 삶의 경계가 극도로 모호한 경우가 많습니다. 잦은 야근과 비상 대기, 주말 근무는 일상이며, 장기간의 훈련 및 파병 등은 개인적인 시간이나 가족과 함께하는 시간을 희생하도록 강요합니다. 특히 잦은 근무지 이동은 간부 본인뿐 아니라 배우자의 경력 단절, 자녀의 교육 문제 등 가족 전체의 스트레스 요인이 됩니다. 이러한 만성적인 스트레스는 심리적, 정서적, 신체적 에너지가 고갈되는 소진(burnout) 상태로 이어지기 쉽습니다. 소진 상태의 간부는 업무 효율 저하는 물론, 우울, 불안, 대인관계 문제 등 심각한 정신건강 문제로 발전할 위험이 큽니다.

더 나아가, 군 복무 중 자신의 도덕적 신념에 반하는 행동을 하거나 목격하게 되는 경험(도덕적 손상, moral injury) 역시 간부들에게 깊은 심리적 상처를 남길 수 있습니다. 이는 전투 상황에서의 불가피한 선택뿐만 아니라, 조직 내 부조리 목격, 비윤리적인 지시 수행, 부하의 고통을 외면해야 했던 경험 등 다양한 상황에서 발생할 수 있습니다. 이러한 경험은 죄책감, 수치심, 분노, 배신감, 그리고 삶의 의미 상실 등으로 이어져 외상 후 스트레스 장애(PTSD)와는 또 다른 차원의 고통을 유발하며 회복이 매우 어렵습니다.

결국, 중견/고위 간부들은 수년간 누적된 직무 스트레스, 변화하는 병사들과의 관계 설정 어려움, 일과 삶의 불균형, 그리고 잠재적인 도덕적 손상 경험 등 복합적인 심리적 부담을 안고 조직을 이끌어 가야 하는 이중고를 겪게 됩니다.

리더의 침묵과 비극 - 간부 정신건강 문제의 심각성

간부가 겪는 스트레스는 단순히 그 강도가 높을 뿐만 아니라, 병사들의 스트레스와는 질적으로 다른 측면이 있습니다. 병사들의 주된 스트레스가 군 생활 적응, 대인관계, 미래에 대한 불안 등 개인적인 차원에 머무는 경우가 많다면, 간부의 스트레스는 여기에 더해 타인(부하)과 조직에 대한 책임감이라는 무거운 짐이 더해집니다. 자신의 행동 하나하나가 부하들의 안전과 부대의 성과에 영향을 미친다는 인식은 끊임없는 자기 검열과 불안을 야기합니다.

이러한 상황 속에서 간부들은 자신의 위치와 역할 때문에 심리적 고통을 겉으로 드러내기 더욱 어려워하는 경향이 있습니다. 강한 리더의 모습을 유지해야 한다는 압박감 속에서 속으로 삭이거나, 과도한 업무 몰입, 알코올 의존 등으로 문제를 회피하려 할 수 있습니다. 이는 문제의 조기 발견을 더욱 어렵게 만들고, 임계점에 도달했을 때 극단적인 선택으로 이어질 위험을 높입니다.

전체 병력 구성비에서 간부가 차지하는 비율(약 40%)을 고려할 때, 간부 자살자 수가 병사 자살자 수를 훨씬 상회한다는 사실(최근 5년간 간부 246명, 병사 175명)은 충격적입니다. 이는 간부 집단, 특히 초급 간부가 자살이라는 비극적 선택에 이를 위험이 병사들보다 상대적으로 더 높다는 것을 의미하며, 군 정신건강 관리 시스템에 심각한 허점이 존재함을 시사합니다.

이러한 높은 자살률의 배경에는 앞서 언급한 다중적인 직무 스트레스(지휘 책임, 병력 관리 부담, 절대적인 인력 부족에서 오는 업무 과중), 경력 관리에 대한 불안감, 초급 간부의 리더십 미숙과 고립감, 중견/고위 간부의 누적된 피로와 변화 대응 부담, 그리고 변화된 병사 관리 방식에서 오는 딜레마 등이 복합적으로 작용합니다. 여기에 더해, 도움을 요청하기 어려운 조직 문화와 시스템적 한계가 문제를 더욱 심화시킵니다. 정신과 진료나 상담 기록이 진급 등 군 경력에 부정적인 영향을 미칠 수 있다는 우려, 리더로서 약한 모습을 보여서는 안 된다는 내부적 압박감, 그리고 간부들의 특수한 상황과 고충을 이해하고 지원할 수 있는 맞춤형 상담 및 지원 프로그램의 부재 등은 간부들이 제때 필요한 도움을 받지 못하고 고립된 채 고통을 감내하게 만드는 주요 원인입니다.

구멍 난 안전망 - 간부 정신건강 지원의 현주소와 과제

현재 군의 정신건강 지원 시스템은 주로 병사 중심으로 설계되어 운영되는 경향이 있습니다. 병영생활전문상담관 제도는 간부들도 이용할 수 있지만, 여러 현실적인 제약이 따릅니다. 상담관의 주된 업무가 병사 상담에 집중되어 있거나, 간부들이 상담 사실이 외부에 알려질 것을 우려하여 이용을 꺼리는 경우가 많습니다. 또한, 간부들의 복잡한 직무 스트레스와 조직 내 역학 관계를 깊이 있게 이해하고 개입할 수 있는 전문성을 갖춘 상담 인력이 부족할 수도 있습니다. 국방헬프콜 역시 중요한 창구이지만, 익명성이 보장된다 하더라도 자신의 신분(간부)을 밝히고 심층적인 문제를 상담하는 데에는 여전히 심리적 장벽이 존재할 수 있습니다.

따라서 간부들을 위한 정신건강 지원 시스템은 다음과 같은 과제를 안고 있습니다.

■ 접근성 및 비밀 보장 강화

간부들이 자신의 직위나 평판에 대한 걱정 없이 안전하게 상담 및 진료를 받을 수 있는 시스템 구축이 시급합니다. 외부 민간 기관과의 연계를 강화하거나, 군 내부 시스템이라도 철저한 비밀 보장을 약속하고 이를 실질적으로 담보할 수 있는 장치가 필요합니다.

■ 맞춤형 프로그램 개발

간부, 특히 초급 간부들이 겪는 특수한 스트레스 요인(리더십, 병력 관리, 경력 불안 등)과 중견/고위 간부들이 겪는 문제(세대 차이, 소진, 도덕적 손상, 책임 회피 경향 심화 등)에 초점을 맞춘 상담 및 교육 프로그램을 개발하고 보급해야 합니다.

■ 인식 개선 및 문화 조성

정신건강 문제로 도움을 요청하는 것이 나약함이 아니라, 자신과 부대를 위한 책임감 있는 행동이라는 인식을 조직 전체에 확산시켜야 합니다. 지휘관부터 솔선수범하여 정신건강의 중요성을 강조하고 지원을 아끼지 않는 문화를 만들어 나가야 합니다.

강인함 너머의 리더십 - 정신건강 역량 강화의 필요성

　간부 정신건강 문제 해결을 위한 또 다른 중요한 축은 리더십 교육과정 자체에 정신건강 관리 역량을 통합하는 것입니다. 단순히 전투 기술이나 행정 능력을 가르치는 것을 넘어, 간부 스스로 자신의 스트레스를 관리하고 심리적 안녕을 돌볼 수 있는 구체적인 방법을 교육해야 합니다. 또한, 부하들의 정신건강 문제 징후를 조기에 감지하고 적절히 지원하는 게이트키퍼(Gatekeeper, 생명지킴이)로서의 역량을 키우는 것도 필수적입니다. 보든말(보고, 듣고, 말하기) 원칙을 간부들이 효과적으로 실천할 수 있도록 실질적인 훈련과 교육이 이루어져야 합니다.

　이는 간부 개인의 웰빙을 증진할 뿐만 아니라, 부하들과의 긍정적인 관계 형성과 건강한 부대 분위기 조성에도 기여하여 결과적으로 부대의 전투력 향상으로 이어질 수 있습니다. 정신건강 관리 역량을 갖춘 리더는 단순히 명령하는 지휘관이 아니라, 부하들의 마음까지 살피고 함께 성장하는 진정한 조력자가 될 수 있습니다.

결론적으로, 군 간부, 특히 초급 간부가 짊어진 무거운 어깨의 무게는 개인의 인내심만으로 감당하기에는 너무 벅찬 수준에 이르렀으며, 경험 많은 간부들 역시 누적된 스트레스와 새로운 도전 과제 속에서 심리적 어려움을 겪고 있습니다. 간부들이 겪는 다층적인 스트레스와 높은 자살률은 더 이상 외면할 수 없는 우리 군의 아픈 현실입니다. 간부들을 위한 접근성 높고 비밀이 보장되는 맞춤형 정신건강 지원 시스템을 시급히 구축하고, 리더십 교육 과정에 정신건강 관리 역량을 필수적으로 포함시켜야 합니다. 이는 단순히 간부 개인을 보호하는 것을 넘어, 건강하고 강한 군 조직을 만드는 데 필수적인 투자이며, 인도주의적 당위성뿐 아니라 군의 전투력 유지와 경제적 효율성 측면에서도 반드시 추진되어야 할 과제입니다.

지금까지 제1부 침묵의 외침: 군대 내 심리적 고통의 다면적 이해에서는 이처럼 병사와 간부가 군대라는 특수한 환경 속에서 마주하는 다양한 심리적 고통의 양상과 그 배경을 구체적으로 살펴보았습니다. 그렇다면 이러한 개별적인 어려움들이 모여 군 전체적으로는 어떤 그림을 그리고 있을까요? 문제의 심각성을 정확히 인식하고 실효성 있는 대안을 모색하기 위해서는, 먼저 우리 군 정신건강 문제의 전체적인 현황을 객관적인 데이터로 파악할 필요가 있습니다.

이제 제2부 군 정신건강 문제, 제대로 알기에서는 시야를 넓혀 군 정신건강 문제의 실태를 진단하고 그 역사적 맥락과 미래 방향을 조망하고자 합니다. 그 첫걸음으로, 다음 제8장 군 정신건강 문제의 현황에서는 통계와 데이터를 통해 오늘날 대한민국 군대가 직면한 정신건강 문제의 현 실태를 진단하며 그 규모와 심각성을 수치로 확인해 볼 것입니다.

제2부

군 정신건강 문제, 제대로 알기

"어떤 것을 진정으로 이해하려고 노력하는 가장 좋은 방법은
그것을 바꾸려고 시도하는 것이다."

- 쿠르트 레빈 -

제8장

군 정신건강 문제의 현황

군대라는 특수성 - 보이지 않는 그림자

 오늘날 대한민국 군대가 마주한 가장 첨예하고 시급한 전선 중 하나는 바로 장병들의 마음속에서 벌어지고 있습니다. 눈에 보이는 적과의 대치만큼이나, 어쩌면 그보다 더 심각하게 군의 전투력과 안정성을 잠식하는 것은 바로 광범위하게 퍼져 있는 정신건강 문제입니다. 이는 더 이상 일부 부적응자나 개인의 나약함 문제로 치부할 수 없는, 군 조직 전체의 건강성과 직결된 구조적 위기 상황임을 직시해야 합니다. 이 장에서는 통계와 데이터를 통해 군 정신건강 문제의 현주소를 냉철하게 진단하고, 그 심각성의 실체를 드러내고자 합니다.

 군대라는 환경의 특수성은 그 자체로 심리적 취약성을 내포합니다. 서론에서 언급했듯, 엄격한 위계질서, 제한된 자율성, 폐쇄적인 공동

생활, 상시적인 긴장 상태는 개인의 정신적 자원을 끊임없이 소진합니다. 특히 사회 경험이 부족하고 자아 정체성이 확립되는 시기의 청년들에게 이러한 환경은 적응 과정 자체만으로도 상당한 스트레스 요인이 됩니다. 여기에 변화된 병영 문화 속 새로운 형태의 관계적 어려움, 그리고 저출산으로 인한 높은 현역 판정률로 인해 과거 기준으로는 복무가 어려웠을 인원까지 입대하게 되는 구조적 압박이 더해지면서, 군 정신건강 문제는 더욱 복잡하고 심각한 양상으로 나타나고 있습니다. 문제는 이러한 어려움이 소수에게 국한된 것이 아니라, 군 조직 전반에 걸쳐 상당한 규모로 존재한다는 사실입니다.

실태는 구체적인 수치를 통해 더욱 명확히 드러납니다.

■ 규모의 심각성

우리나라 전체 인구의 정신질환 유병률(약 25%)을 약 48만 명의 군 병력에 단순 대입해 보아도, 잠재적으로 12만 명에 가까운 장병이 복무 중 정신건강 문제를 경험할 수 있다는 추정이 가능합니다. 이는 결코 과장된 수치가 아닙니다.

- **조기 이탈의 현실**

2024년 국회 보고 자료에 따르면, 최근 5년간 신병교육대에서 정신건강 문제로 귀가 조치된 인원은 무려 2만 6,511명, 자대 배치 후 정신건강 문제로 현역복무 부적합 판정을 받아 조기 전역한 인원은 2만 1,552명에 달했습니다. 연평균 약 1만 명, 매년 입대하는 청년 중 상당수가 마음의 문제로 군복을 벗고 있는 것입니다. 이는 입대 전 부적합 판정 인원까지 합하면 연간 2만 명에 육박하는 규모로, 병역 자원 급감 시대에 심각한 손실이 아닐 수 없습니다.

- **전역 사유의 핵심**

실제로 같은 기간 복무 기간을 채우지 못하고 전역한 병사 2만 5,532명 중 절대다수인 81.5%(2만 808명)가 정신질환이나 복무 부적응 등 심리적 요인이 원인이었습니다. 신체 질환으로 인한 전역자(4,724명)보다 5배 이상 많은 수치로, 오늘날 군 복무 중단의 가장 큰 원인은 몸이 아닌 마음의 문제임을 명백히 보여 줍니다.

- **간부의 위기**

이러한 문제는 병사에게만 국한되지 않습니다. 간부들의 복무 부적응 전역 역시 2019년 74명에서 2023년 233명으로 3배 이상 급증했으며, 특히 초급 간부(하사, 중사, 소위, 중위)의 부적응 및 자살 사례 증가는 리더십 부담과 고립감 등 간부 계층의 심리적 취약성을 드러냅니다.

- **진료 현장의 포화**

군 병원의 정신과 진료 건수는 최근 5년간 연평균 약 4만 6,000건, 하루 평균 126건에 달합니다. 이 중 80.4%가 병사였으며, 특히 군 생활 초기인 일병 계급이 전체 진료의 45%를 차지해 초기 적응의 중요성을 시사합니다. 주된 진단은 불안, 스트레스 관련 장애, 적응 장애 등(56%)과 우울증 등 기분 장애(17%)였습니다. 또한, 군 병원만으로는 감당하기 어려워 민간 정신과 위탁 진료를 받는 병사 수도 2018년 28명에서 2022년 811명으로 폭발적으로 증가했습니다. 이는 군 내부 의료 시스템의 한계를 드러내는 동시에, 장병들이 군 외부의 도움을 적극적으로 찾고 있음을 보여 줍니다. 이러한 현상은 단순히 군 의료 자원의 부족 문제뿐만 아니라, 군 내부 시스템에 대한 불신이나 낙인에 대한 우려, 혹은 민간 진료의 접근성 및 전문성에 대한 선호 등 복합적인 요인이 작용한 결과일 수 있습니다. 또한, 군 장병 1,000명당 의사 수가 0.98명으로 OECD 평균(3.7명)이나 국내 평균(2.6명)에 크게 못 미치는 현실은 이러한 민간 의존도를 더욱 심화시키는 구조적 요인으로 작용합니다.

■ 비극적 결과, 자살

가장 안타까운 지표는 자살률입니다. 국방부 자료에 따르면 최근 5년(2020~2024년)간 군 내 자살 사망자는 총 421명으로, 연평균 84.2명에 달하는 소중한 생명이 스러져 갔습니다. 특히 주목할 점은 이 중 병사 자살자는 175명(연평균 35명)인 데 반해, 간부(장교 및 부사관) 자살자는 246명(연평균 49.2명)으로, 전체 병력 구성비(간부 약 40%, 병사 약 60%)를 고려할 때 간부, 그중에서도 특히 초급 간부의 자살 위험이 심각함을 여실히 보여 줍니다. 이는 군 전체의 정신건강 시스템에 심각한 경고등이 켜졌음을 의미합니다.

■ 군 자살률과 민간 자살률 비교의 함정

일견 모순적으로 보일 수 있지만, 군대의 전체 자살률은 동일 연령대 민간인 남성 자살률보다는 수치상 낮게 나타나는 경향이 있습니다. 2023년 기준 군인 자살률은 10만 명당 12.3명으로, 같은 해 20대 민간 남성 자살률 26.4명(또는 다른 자료 기준 27.1명)보다 낮습니다.

그러나 이 단순 비교는 군대 환경의 특수성을 간과한 피상적인 해석에 머무를 위험이 큽니다. 군대에는 자살률을 낮출 수 있는 여러 요인이 존재합니다. 첫째, 입대 전 병역판정검사 과정에서 심각한 정신질환을 가진 일부 인원이 사전에 걸러질 가능성(스크리닝 효과)이 있습니다. 둘째, 군대는 극도의 스트레스 환경이기도 하지만, 동시에 고도로 구조화된 일과와 소속 집단을 제공하여 민간 사회에서 경험할 수 있는 일부 혼란이나 소외감을 줄여 주는 측면도 있을 수 있습니다. 셋째, 폐쇄적인 환경은 상호 감시와 통제가 용이하여 자살 징후를 조기에 발견할 가능성을 높일 수 있으며, 무기 접근성 등 자살 수단에 대한 통제가 민간보다는 엄격하게 이루어집니다. 넷째, 병영생활전문상담관 제도나 국방헬프콜 등, 비록 완벽하지 않더라도 공식적인 지원 시스템이 존재하고 의무적인 심리검사(신인성검사)와 자살예방교육 등이 시행된다는 점도 영향을 미칠 수 있습니다.

이러한 보호 요인들이 존재함에도 불구하고 매년 80명이 넘는 장병이 스스로 생을 마감하고, 특히 간부 자살률이 높은 심각한 상황이 지속된다는 사실은 무엇을 의미할까요? 이는 군대 환경 자체가 가진 고유하고 강력한 스트레스 요인이 이러한 보호 요인들을 압도하거나, 혹은 현재의 예방 및 지원 시스템이 그 효과를 충분히 발휘하지 못하고 있다는 반증일 수 있습니다. 특히 간부 집단의 높은 자살률은 간부들이 겪는 책임감, 경력 관리의 압박, 리더십 스트레스 등이 병사들과는 다른 차원의 위험 요인으로 작용하며, 이에 대한 맞춤형 지원 체계가 미흡함을 시사합니다.

따라서 민간보다 낮은 전체 자살률이라는 표면적인 수치에 안주할 것이 아니라, 왜 보호 요인에도 불구하고 비극이 계속되는지, 특정 집단의 위험이 왜 더 높은지에 대한 심층적인 분석과 근본적인 대책 마련이 절실합니다. 오히려 이는 현재 시스템이 최소한의 안전망 역할을 하고 있을 가능성을 보여 주며, 보다 적극적이고 전문적인 심리지원 시스템이 강화된다면 자살률을 더욱 낮출 수 있는 잠재력이 크다는 점을 역설적으로 방증합니다.

제9장

대한민국 군의 어제와 오늘
- 위기 대응에서 시스템 구축으로의 여정

현재 대한민국 군이 직면한 정신건강 문제의 심각성은 하루아침에 나타난 현상이 아닙니다. 이는 전쟁의 상흔 속에서 태동하여, 사회적 변화와 군 내부의 크고 작은 사건들을 거치며 점진적으로, 때로는 급격하게 변화해 온 군 정신건강 정책 및 인식의 역사적 산물이라 할 수 있습니다. 과거의 대응 방식과 그 한계를 이해하는 것은 현재 시스템의 문제점을 진단하고 미래의 발전 방향을 설정하는 데 필수적인 나침반이 될 것입니다. 한국군 정신건강 관리의 여정은 위기 발생 후 수습에 급급했던 단계를 지나, 점차 예방과 체계적 지원 시스템을 모색하는 방향으로 나아가고 있지만, 여전히 갈 길은 멉니다.

역사적 맥락을 살펴보는 것이 중요한 이유는, 군대 내 정신건강 문제에 대한 뿌리 깊은 오해와 편견, 그리고 제도적 미비가 어떻게 형성되어 왔는지를 보여 주기 때문입니다. 과거 정신력을 강조하며 심리적 고통을 개인의 의지 부족이나 기강 해이로 치부했던 문화적 배경, 전쟁 이후 열악했던 의료 및 복지 시스템, 그리고 사회 전반의 정신질환에 대한 낙인은 군 정신건강 문제 해결의 더딘 진전을 설명하는 중요한 요인들입니다. 이러한 과거를 되짚어 봄으로써, 현재 시행되는 정책들의 배경과 한계를 보다 명확히 이해하고, 왜 여전히 많은 장병이 도움을 요청하기 어려워하며 시스템이 온전히 작동하지 못하는지를 분석할 수 있습니다.

한국군 정신건강 관리의 역사

■ 태동기(한국전쟁~1970년대)

군 정신건강 관리의 시작은 한국전쟁과 함께였습니다. 미군과의 협력을 통해 일부 정신과 의사가 군 병원에 배치되고 정신과 병동이 설치되었으나, 이는 극히 제한적이었습니다. 전반적으로 인력과 자원이 절대적으로 부족했고, 전투 스트레스나 복무 부적응은 공론화되기 어려운 주제였습니다. 정신력 강조 문화 속에서 심리적 고통은 개인의 문제로 치부되었고, 체계적인 접근은 전무했습니다.

■ 관심 제고 및 초기 시도기(1980년대~2000년대 초)

경제 성장과 사회 변화에 따라 병사 복지에 대한 관심이 점차 높아지면서, 일부 부대에서 간부 주도의 상담간담회나 고충처리반 등이 시도되었습니다. 그러나 전문성이 부족하고 형식적인 운영에 그치는 경우가 많았으며, 정신건강 문제에 대한 사회적 낙인은 여전하여 실질적인 효과는 미미했습니다. 심리적 어려움을 겪는 병사들은 여전히 관심병사라는 낙인 속에서 적절한 지원을 받기 어려웠습니다.

■ 결정적 전환점

굳건해 보였던 정신력 신화와 침묵의 문화는 2005년, 연이어 발생한 충격적인 사건들로 인해 뿌리부터 흔들리게 됩니다. 첫 번째 사건은 육군 논산훈련소에서 발생한 인분 사건입니다. 한 중대장이 훈련병들에게 인분을 먹도록 강요하는 등 비인간적인 가혹행위를 저지른 사실이 외부로 알려지면서 국민적 공분을 일으켰습니다. 이는 군대 내 맹목적인 복종 강요 문화와 인권 의식 부재의 심각성을 적나라하게 드러냈습니다.

얼마 지나지 않아 더 큰 비극이 발생했습니다. 경기도 연천의 최전방 감시초소(GP)에서 근무하던 김 모 일병이 내무반에 수류탄을 던지고 동료들에게 총기를 난사하여 소대장을 포함한 8명이 사망하고 2명이 중상을 입는 참극이 벌어진 것입니다. 군 당국은 김 일병이 평소 선임병들의 폭언 등 괴롭힘에 시달렸다고 밝혔지만, 이 사건은 단순히 한 병사의 일탈 행위를 넘어, 폐쇄적인 병영 환경 내의 극심한 스트레스, 만연한 폭력과 부조리, 그리고 이를 감지하고도 예방하지 못한 군 지휘 및 관리 시스템의 총체적 실패를 보여 주는 상징적인 사건이 되었습니다.

연이은 충격적인 사건들은 군에 대한 국민적 신뢰를 바닥까지 추락시켰고, 더 이상 군대 내 인권 문제와 장병들의 정신적 고통을 외면할 수 없다는 강력한 사회적 요구를 촉발했습니다. 국방부는 전례 없는 위기 상황 속에서 병영 문화 개선과 장병 인권 보호를 위한 근본적인 대책 마련에 나서지 않을 수 없었습니다. 초기 대응으로 GP 근무 장병에 대한 처우 개선(수당 지급, 복무 기간 단축 검토 등)이 논의되기도 했으나, 보다 구조적인 변화의 필요성이 제기되었습니다. 2005년의 비극은 고통스럽지만, 한국군 정신건강 정책이 정신력 강조의 시대를 지나 시스템 구축의 시대로 나아가는 결정적인 전환점이 되었습니다.

■ **병영생활전문상담관 제도 도입(2006년)**

가장 핵심적인 변화는 민간 심리상담 전문가를 군 부대에 배치하는 병영생활전문상담관 제도의 도입이었습니다. 이는 군 내부 자원만으로는 정신건강 문제에 효과적으로 대응하기 어렵다는 현실 인식과 전문적인 개입의 필요성에 따른 조치였습니다. 초기 8명으로 시작하여 2023년 기준 약 640명 이상으로 확충된 상담관들은 개인 및 집단 상담, 위기 개입, 정신건강 교육, 간부 자문 등의 역할을 수행하며 군 정신건강 관리 시스템의 중요한 축으로 자리 잡았습니다.

■ 병역판정검사 기준 변화

입대 단계에서의 선별 기능 강화 노력도 병행되었습니다. 정신건강의학과 검사 기준을 강화하여 복무 부적응 가능성이 높은 인원의 입대를 제한하려는 시도가 있었습니다. 특히 우울·불안장애 등 군 지휘 및 관리 부담을 야기할 수 있는 정신질환에 대한 현역 판정 기준은 엄격해지는 경향을 보였습니다. 반면, 저출산으로 인한 병역 자원 감소 문제에 대응하기 위해 일부 신체 질환(예: 편평족, 난시, BMI 기준 등)의 현역 판정 기준은 완화되기도 했습니다. 또한, 2024년부터는 병역판정검사 시 마약류 검사를 확대 실시하여 약물 오남용으로 인한 사고 예방 및 복무 관리 강화를 도모하고 있습니다. 이러한 변화는 군 복무 가능 인력을 최대한 확보하려는 현실적 필요와 정신건강 문제로 인한 부대 관리 부담을 줄이려는 요구 사이의 균형을 찾으려는 노력으로 해석될 수 있습니다.

- **국방헬프콜(1303) 개설 및 운영**

장병들이 언제 어디서든 도움을 요청할 수 있는 창구 마련을 위해 2014년 국방헬프콜(1303)이 개설되었습니다. 전화, 인터넷, 모바일 앱 등 다양한 경로를 통해 24시간 운영되는 이 시스템은 심리 상담뿐만 아니라 군 범죄, 성폭력, 방위사업 비리 신고 등 다양한 고충 처리를 지원합니다. 이용 건수는 꾸준히 증가하여 2020년에는 58,378건, 2023년 말까지 누적 46만 건 이상을 기록하는 등 장병들의 중요한 소통 창구로 기능하고 있습니다. 특히 병사들의 휴대전화 사용이 전면 허용된 이후 전화 상담 건수가 크게 증가하는 추세를 보였습니다.

- **의무 교육 및 검진 강화**

연 1회 정신건강 검진 의무화, 간부 대상 게이트키퍼(생명지킴이) 양성 프로그램 확대, 인권 및 자살 예방 교육 강화 등 예방적 차원의 노력도 지속되었습니다.

- **정책 및 제도적 기반 마련**

　이러한 개별 정책들은 군인복무기본법 시행(2016년), 23~27 군인복무기본정책 수립, 국가 정신건강 정책과의 연계 강화 등보다 큰 틀의 법적·제도적 기반 위에서 추진되고 있습니다. 군 인권 보호관 제도 도입 협력, 국방인권모니터단 운영 등 인권 친화적 병영 문화 조성을 위한 노력도 병행되고 있습니다.

　이러한 일련의 개혁 조치들은 분명 과거에 비해 진일보한 것입니다. 그러나 그 추진 과정을 살펴보면, 대부분 특정 사건 발생 후 여론의 압력에 따라 대응하는 방식으로 이루어진 측면이 강합니다. 2005년 사건 이후 병영생활전문상담관 제도가 도입되고, 이후에도 크고 작은 사건들이 발생할 때마다 관련 규정이 강화되거나 새로운 프로그램이 추가되는 식의 땜질식 처방에 머무른다는 비판에서 자유롭기 어렵습니다. 이는 문제의 근본 원인에 대한 깊이 있는 성찰과 선제적이고 통합적인 전략 수립보다는, 당장의 위기를 모면하고 가시적인 성과를 보여주는 데 급급했던 정책 결정 과정의 한계를 드러냅니다. 이러한 반응적 정책 추진 방식은 왜 많은 노력에도 불구하고 여전히 군 정신건강 문제가 심각한 수준으로 남아 있는지에 대한 중요한 설명 요인이 될 수 있습니다.

요약하면, 한국군의 정신건강 관리는 과거의 무관심과 낙인에서 벗어나, 2005년의 충격적인 사건들을 결정적 계기로 삼아 점차 시스템을 갖추어 가는 방향으로 발전해 왔습니다. 특히 병영생활전문상담관 제도의 도입은 위기 대응 차원에서 이루어진 중요한 진전이었으나, 여전히 심리적 문턱을 낮추고 실질적인 도움으로 이어지게 하는 데에는 많은 장애물이 존재합니다. 이는 단순히 제도를 늘리는 것을 넘어, 군 조직 문화의 근본적인 변화와 함께, 예방부터 위기 개입, 치료, 그리고 전역 후 지원까지 포괄하는 통합적인 시스템 설계가 필요함을 시사합니다. 과거의 시행착오를 교훈 삼아, 현재의 한계를 극복하고 진정으로 장병들의 마음을 보호하고 치유할 수 있는 시스템으로 나아가야 할 때입니다. 다음 장에서는 해외 선진 군대의 사례를 살펴보며 우리가 나아갈 방향에 대한 시사점을 얻고자 합니다.

제10장

해외 군대는 어떻게 대처하는가?
- 해외 군 정신건강 시스템에서 배우는 지혜

앞선 장들에서 우리는 대한민국 군 장병들이 겪는 마음의 아픔과 그 아픔이 깊어지는 현실, 그리고 문제 해결을 위한 지난 노력들의 발자취와 한계를 살펴보았습니다. 2005년의 안타까운 사건들을 계기로 병영생활전문상담관 제도가 도입되는 등 변화의 걸음이 시작되었지만, 여전히 많은 젊음이 군대라는 낯선 환경 속에서 힘겨워하고 있으며, 안타까운 선택이 반복되는 현실은 우리에게 더 나은 길을 찾아야 한다고 말하고 있습니다. 그렇다면, 우리보다 앞서 군대 내 마음 건강의 중요성을 깨닫고 더 깊은 고민과 노력을 기울여 온 다른 나라들은 어떤 지혜를 모았을까요? 그들의 경험에 귀 기울여 보는 것은, 우리의 현실에 맞는 따뜻하고 효과적인 지원 시스템을 만들어 가는 데 소중한 영감을 줄 것입니다. 이 장에서는 주요 선진국들의 군 정신건강 시스템을 함께 들여다보며 우리가 배울 점은 무엇인지 살펴보고자 합니다.

미군 - 아픔의 경험에서 길어 올린 예방과 치유의 노력

미군은 오랜 기간 여러 전쟁을 치르면서 얻은 깊은 상처와 교훈을 바탕으로 군 정신건강 분야의 연구와 시스템 발전에 힘써 왔습니다. 최근 발표된 미군의 정신건강 예방 및 웰빙 증진 노력을 종합적으로 분석한 연구(Gifford&Miller, 2024)는 이러한 노력들이 수십 년간 축적된 경험과 교훈을 바탕으로 체계적으로 발전해 왔음을 보여 줍니다.

이 연구에 따르면, 미군 내 정신건강 문제는 장기간의 전쟁 참여, 가족과의 잦은 이별, 전투 트라우마 노출 가능성, 그리고 특유의 조직 문화 등 복합적인 위험 요인 속에서 발생합니다. 특히 군내 자살 문제는 단일 요인으로 설명하기 어려운, 다층적이고 지속적인 예방 전략이 필수적인 고약한 문제(wicked problem)로 규정됩니다(U.S. Department of Defense, Defense Suicide Prevention Office [DSPO], 2024).

이러한 복잡성에 대응하기 위해 미군은 마음을 돌보는 다양한 노력을 기울이고 있습니다. 미군은 정신건강을 단지 질병의 문제가 아니라 군 전투력과 조직 지속가능성의 핵심 요소로 보고 있으며, 이에 따라 1차, 2차, 3차 예방 체계에 기반한 통합적 전략을 운영하고 있습니다.

지식 더하기

Total Force Fitness(TFF): 몸과 마음을 통합한 전인적 회복력 체계

Total Force Fitness(TFF)는 단순한 체력 단련 프로그램이 아닙니다. TFF는 건강과 회복력을 임무 중심의 기능(function) 관점에서 재정의합니다. 단지 질병이 없는 상태가 아니라, 임무를 수행하고 관계를 유지하며 삶의 의미를 실현할 수 있는 능력을 포함합니다.

〈TFF 구성요소〉
① Physical Fitness(신체 건강): 근력, 지구력, 체력 등 기본적인 체력 요소뿐 아니라, 수면, 영양, 신체 회복까지 포함
② Psychological Fitness(정신건강): 감정조절, 회복력, 인지적 유연성, 스트레스 관리 등 정신적 기능
③ Social Fitness(사회적 건강): 소속감, 지지관계, 팀 응집력, 관계적 안정성
④ Spiritual Fitness(영적 건강): 삶의 의미, 목적, 윤리적 가치, 종교 또는 신념 체계
⑤ Environmental, Nutritional, Financial, Medical Fitness: 일상생활의 기반이 되는 기타 요인들(주거, 식생활, 경제적 안정, 의학적 관리 등)

TFF는 이처럼 각 영역이 상호 연결되어 있으며, 한 영역의 취약성이 다른 영역에 영향을 미칠 수 있다는 통합적 관점을 제공합니다.
예컨대, 장병이 수면 부족이나 가족 갈등을 겪을 경우 이는 곧 전장 임무 수행 능력 저하, 집중력 결핍, 정서적 탈진으로 이어질 수 있기 때문에, 전체 건강 체계 안에서 이들을 다루어야 한다는 원칙을 강조합니다.

■ 마음의 힘 키우기(1차 예방)

정신건강 문제를 사전에 예방하기 위한 1차 예방(primary prevention)은, 문제가 생기기 전에 심리적 회복탄력성과 심리적 체력을 키우는 데 중점을 둡니다. 미군은 Total Force Fitness(TFF) 모델을 중심으로, 마음의 건강을 신체 건강, 사회적 관계, 영적 의미, 재정과 환경적 조건 등 삶의 모든 영역과 통합된 전인적 개념으로 접근합니다. 장병들은 훈련과 교육을 통해 스트레스와 정서적 어려움에 건강하게 대처하는 법을 배우고, 사고의 유연성, 감정 조절력, 의미 재구성 능력을 강화합니다. 또한 배틀 버디(Battle Buddy) 시스템을 통해 동료 간의 상호 지지와 정서적 연결을 촉진하며, 일상 속에서 고립감과 낙인을 줄이고 조기 경고망으로서의 역할도 수행합니다.

무엇보다 중요한 것은 리더십 문화의 변화입니다. 미군은 리더들이 앞장서서 심리적 안전감과 상호 존중, 신뢰에 기반한 팀 분위기를 조성하도록 교육하고 있으며, 이러한 노력이 부대 내 회복력과 임무수행 능력을 동시에 끌어올린다고 보고 있습니다.

지식 더하기

배틀 버디(Battle Buddy) 시스템

배틀 버디(Battle Buddy) 시스템은 미군이 장병들의 심리적 안전감, 상호 책임감, 정서적 연결성을 높이기 위해 전략적으로 설계한 1차 예방 중심의 사회적 지지 체계입니다. 모든 장병은 자신이 신뢰할 수 있는 동료 한 명을 버디로 지정하며, 서로의 일상과 감정을 살피고, 심리적 변화나 위기 상황을 조기에 인지할 수 있도록 훈련받습니다. 이 시스템은 단순한 정서적 위안 차원을 넘어, 자살 예방, 급성 스트레스 조기 감지, 전투 중 위기 시 구조 행동 활성화 등에서 실질적인 예방 효과 특히 버디 관계가 형식적이지 않고 심리적 유대와 신뢰를 기반으로 형성될 때, 상호 간 심리적 회복력과 응집력이 높아지는 것으로 나타났습니다. 또한 배틀 버디 제도는 부대의 리더십, 팀 문화, 정신건강 인식 개선 활동과 함께 작동할 때 효과가 증대되며, 동료가 겪는 어려움을 무시하지 않고 능동적으로 개입하고 연결할 수 있는 태도와 기술을 강화하는 역할을 합니다.

■ 조기 발견과 손 내밀기(2차 예방)

2차 예방(Secondary Prevention)은, 정신건강 문제의 초기 징후를 조기에 발견하고 신속하게 개입하여 문제의 악화를 막는 것을 목표로 합니다. 미군은 이를 위해 배치 전후 정기 건강검진과 행동건강 선별 도구를 활용하고 있으며, Deployment Health Assessment(DHA)와 Behavioral Health Data Portal(BHDP) 시스템을 통해 우울, 불안, 자살 위험, 음주 문제 등을 체계적으로 점검합니다.

이러한 시스템은 단순한 진단을 넘어서, 장병 개인의 변화 흐름을 정량적으로 추적하고, 적절한 개입과 치료가 이루어질 수 있도록 맞춤형 개입 경로를 설계하는 기반이 됩니다. 특히 BHDP는 부대 지휘관, 의무관, 정신건강 전문요원 간 협업을 가능케 하는 플랫폼으로 작동하여, 조기 발견과 신속한 연결이 가능하도록 지원합니다.

지식 더하기

DHA와 BHDP(조기 발견과 연결)

1. Deployment Health Assessment(DHA)
DHA는 장병이 해외 파병이나 전투 임무 전후에 거치는 표준화된 정신건강 검진 체계입니다. 총 세 번의 평가가 기본 구조로 되어 있습니다.

① PDHA(Pre-Deployment Health Assessment): 파병 전 신체·심리 상태 평가
② PDHRA(Post-Deployment Health Reassessment): 귀환 직후 급성 스트레스 반응 및 외상 경험 파악
③ Periodic Health Assessment(PHA): 연례 점검으로 우울, 불안, PTSD 위험도 스크리닝 포함

이 평가들은 단순한 설문을 넘어 의료·심리 전문가와의 인터뷰, 과거 병력 검토, 현재 기능 상태 확인 등 정성적 요소를 포함하여 맞춤형 개입 여부를

판단하는 데 사용됩니다.

2. Behavioral Health Data Portal(BHDP)
BHDP는 DHA 평가 결과를 포함해, 장병의 심리 상태, 스트레스 지표, 우울·불안 척도, 음주 문제, 자살위험 등 다양한 정보를 데이터베이스화한 시스템입니다. 이는 정신건강 전문가뿐 아니라, 지휘관·의무관·임베디드 전문가들이 함께 공유하며 다음과 같은 기능을 수행합니다.

① 개별 장병의 위험 수준 파악 및 개입 우선순위 결정
② 시간 흐름에 따른 변화(증상 경향, 회복도 등) 추적
③ 부대 차원의 정신건강 리스크 관리 계획 수립
④ 자살 고위험군 또는 반복적 문제 행동자에 대한 맞춤 대응
⑤ 민감한 정보에 대한 기밀 보호와 치료 연계 시스템 제공

이 시스템은 단순한 모니터링 도구가 아니라, 예방 중심의 전략적 개입 플랫폼으로 진화하고 있습니다. 이 도구들이 리더와 전문가 간의 의사소통과 협업을 강화하며, 장병의 문제 조기 인식 → 개입 → 회복 → 추적이라는 선순환 구조를 가능하게 한다는 점에서 군 조직 전체의 정신건강 회복력 강화에 핵심적인 요소로 평가받고 있습니다.

■ 상처 회복과 다시 서기 지원(3차 예방)

정신적 어려움이 발생했거나 위기 상황에 있는 군인을 지원하는 3차 예방(Tertiary Prevention)은, 심리적 회복을 촉진하고 재발을 예방하는 중재를 포함합니다. 대표적인 예가 심리적 응급처치(Psychological First Aid, PFA)로, 외상 직후 일반인 또는 간부도 수행할 수 있는 비약물 기반의 심리 안정 기법입니다. 이는 외상 후 PTSD, 불안, 우울 등의 중장기적 고통을 예방하는 데 효과적이라고 입증되었습니다.

또 다른 핵심 중재는 iCOVER 프로토콜로, 급성 스트레스 반응(ASR)을 보이는 장병을 동료와 지휘관이 구조화된 방식으로 도울 수 있도록 설계된 절차입니다. 이 프로그램은 신속한 기능 회복, 부대 복귀, 부상 심화 방지에 효과가 있으며, 현재 미군에서는 자살 예방 교육, 실전 훈련 시나리오에 통합되어 활용 중입니다.

지식 더하기

심리적 응급처치(Psychological First Aid, PFA)

PFA는 외상적 사건 직후, 심리적으로 충격을 받은 사람들에게 제공하는 비전문가 중심의 초기 개입 기법입니다. 이는 재난, 전투, 자살 시도 목격 등 급성 사건 이후 심리적 안정, 안전 확보, 정서적 지지, 기능 회복 촉진을 목적으로 합니다.

미군에서는 간부, 병사 모두가 PFA를 기본적으로 익히도록 훈련하며, 현장에서 즉각 개입 가능하도록 전개됩니다. PFA는 다음과 같이 진행됩니다.

① 안전 확보: 물리적·심리적 안전 보장
② 정서적 진정: 과도한 각성과 공황 반응 완화
③ 실제적 지원 제공: 필요 자원 연결
④ 사회적 지지 촉진: 고립감 감소
⑤ 대처 전략 강화: 회복적 사고, 자기 조절 돕기

■ 도움의 문턱 낮추기

미군은 정신건강에 대한 접근 장벽과 낙인을 낮추기 위한 노력도 병행하고 있습니다. 대표적으로, 간단한 심리평가와 상담을 수행할 수 있도록 훈련된 의료 지원 인력(Behavioral Health Technicians, BHT)을 운용하고 있으며, 이들은 전문가의 감독 아래 초기 면담, 심리교육, 스트레스 평가 등의 역할을 수행합니다.

또한 정신건강 서비스를 기초 진료 시스템 내에 통합함으로써, 일반 진료를 받는 것처럼 자연스럽게 정신건강 상담을 받을 수 있도록 유도하고 있습니다. 일부 부대에서는 심리전문가를 부대 내에 상주시켜(embedded), 즉각적인 접근이 가능한 구조를 만들고 있습니다.

지식 더하기

의료 지원 인력(Behavioral Health Technicians, BHT)

BHT는 보통 부사관 계급(E4~E6)의 병력으로, 정신건강 관련 기초 훈련을 받은 군 의료 지원 인력입니다.
이들은 다음과 같은 역할을 수행합니다.

① 정신건강 선별 및 초기 면담
② 기초 심리검사 및 위험도 평가
③ 스트레스·자살 예방 교육 실시

④ 전문가 진료 전 정보 수집 및 모니터링
⑤ 회복 중인 장병에 대한 저강도 상담

BHT는 정신건강 전문가의 업무 과중을 줄이고, 치료 접근성 및 대응 속도를 높이며, 정신건강 시스템의 조직 효율성을 강화하는 데 핵심 역할을 하는 것으로 알려져 있습니다.

지식 더하기

iCOVER 프로토콜

iCOVER는 미군이 급성 스트레스 반응(ASR)을 경험하는 장병을 위해 개발한 현장형 행동 개입 프로토콜입니다. 전우, 지휘관, BHT 누구나 실행할 수 있으며, 장병이 기능을 잃기 직전이거나 위기 반응 중일 때 신속하게 안정, 복귀, 후속지원을 가능하게 합니다.

〈iCOVER의 단계 구성〉
- i(Identify): 반응 징후 인식
- C(Connect): 장병과 신뢰 기반 접촉
- O(Offer): 지지와 간단한 지원 제공
- V(Verify): 기능 수준 및 위험도 확인
- E(Encourage): 복귀를 위한 격려
- R(Refer): 필요시 전문적 도움 연결

iCOVER는 단순 교육이 아닌 작동 가능한 전술로 통합하여, 부대 차원의 회복탄력성과 임무 지속성을 강화하는 구조적 자산으로 평가 받고 있습니다.

> **지식 더하기**
>
> **심리 전문가의 부대 내 상주(Embedded) 모델**
>
> 상주 모델은 정신건강 전문가(임상심리사, 정신과의사, 사회복지사 등)를 부대 내부에 직접 배치하여, 병사들이 언제든지 접근 가능하고 신뢰할 수 있는 환경에서 서비스를 받도록 하는 방식입니다. 즉, 단순히 부대에 머무는 것을 넘어, 지휘관 및 병사들과 긴밀히 소통하고 부대 활동에 깊이 관여하는 밀착형 지원 방식입니다.
>
> 〈상주 모델의 특징〉
> ① 상시 접근 가능: 병영, 생활관 가까이 위치
> ② 신속한 개입: 위기 발생 시 즉각 상담 가능
> ③ 지휘관과의 협업: 부대 내 정신건강 흐름에 대한 피드백 제공
> ④ 낙인 감소: 외부 병원 방문 필요 없음
> ⑤ 비공식적 접촉: 훈련 중 짧은 대화 등으로 조기 경고 확보 가능
>
> 이 시스템은 정신건강 서비스를 일상화함으로써 낙인을 줄이고, 조기 개입률을 높이는 데 효과적이라는 평가를 받고 있습니다.

■ 제대 이후까지 이어지는 책임

미국은 복무 중뿐 아니라 전역 이후에도 장병의 정신건강을 관리하는 것을 국가의 책무로 인식하고 있습니다. 보훈부(Veterans Affairs, VA)는 PTSD와 관련된 세계적인 연구를 선도하고 있으며, VA 시스템

을 통해 장기적인 치료와 상담, 사회복귀 지원까지 담당합니다. 물론 VA 시스템은 행정적 부담, 접근성 차이, 서비스 과부하 등 구조적 문제를 안고 있습니다. 그러나 국가가 군복을 벗은 이들의 마음 건강까지 책임지겠다는 사회적 메시지로서 매우 중요한 의미가 있습니다.

지식 더하기

VA 시스템: 제대군인을 위한 장기적 지원 체계

미국 보훈부(Department of Veterans Affairs, VA)는 제대 후 장병들의 신체적·정신적 건강을 책임지는 기관입니다. VA는 PTSD, 우울, 자살위험, 알코올 문제 등을 포함한 포괄적 정신건강 치료 및 사회복귀 지원 서비스를 운영합니다.

〈VA의 주요 서비스〉
① PTSD·트라우마 전문 클리닉
② 약물 치료 및 심리치료 병행 모델
③ 정기적 스크리닝, 위험도 평가
④ 고립된 제대군인 연결 프로그램(Outreach)
⑤ 직업 재활 및 가족지원 서비스
⑥ 원격진료(telehealth), 온라인 상담 시스템 운영

VA 시스템은 세계적인 PTSD 치료 및 연구 허브로서 기능하고 있으며, 민간에서 접근하기 어려운 고난이도 트라우마 치료를 담당하고 있는 것으로 알려져 있습니다.

지식 더하기

미군에서는 정신건강에 대한 낙인(Stigma)을 어떻게 줄이고 있을까?

Real Warriors Campaign(RWC)은 정신건강 서비스에 대한 낙인을 줄이는 데 긍정적인 영향을 미친 대표적 사례로 평가됩니다. RWC는 2009년 미국 국방부가 시작한 캠페인으로, 군인의 정신건강 문제에 대한 낙인을 줄이고 조기 상담과 치료를 독려하는 것을 목표로 합니다. 2023년부터는 자살예방국과 협력하여 더욱 확대되었으며, 스트레스, 우울, 불안, PTSD 등 다양한 문제를 다룹니다. 조기 개입과 상담 요청이 강한 선택이라는 메시지를 강조한다. 캠페인은 기사, 영상, SNS 콘텐츠 등 다양한 무료 자료를 통해 군인과 가족 모두를 지원하며, '정신건강도 건강이다(Mental health is health)', '도움 요청은 강함의 표현이다(Reaching out is a sign of strength)'라는 메시지를 중심으로 정신건강을 군 복무의 핵심 요소로 강조합니다.

※ 추가 정보는 다음 웹사이트에서 확인할 수 있다(www.realwarriors.net)

영국군 - 국가 시스템과 손잡고 공동체 전체를 보듬는 노력

영국군은 NHS(국가보건서비스)라는 든든한 공공 의료 시스템과 손을 잡고, 군인뿐 아니라 퇴역 군인, 그리고 그들의 가족까지 아우르는 군인 공동체(Armed Forces Community) 모두의 마음 건강을 돌보는 통합 시스템을 구축해 가고 있습니다.

2021년 NHS 군지원네트워크(Armed Forces Network)의 자료를 보면, 영국 군 공동체의 약 10.5%가 마음의 문제로 도움을 받은 경험이 있으며(2020~21년 기준), PTSD를 겪는 비율도 일반 사람들보다 높게 나타났습니다(전체 군인 약 6%, 전투 경험자 최대 17%). 특히 적응장애(Adjustment Disorder)는 군 정신질환 중 약 3분의 1을 차지하며, 잦은 이동과 복무 전환, 전역과 같은 복무 환경의 급격한 변화가 주요 요인으로 지목됩니다. 또한 자해, 음주 문제, 공격성과 같은 행동 문제 역시 정신질환 및 자살 위험과 밀접한 관련이 있는 것으로 나타났습니다.

영국군은 이러한 현실을 바탕으로 다음과 같은 따뜻하고 실질적인 지원들을 펼치고 있습니다.

- **국가 시스템과 함께(NHS 연계 및 전문 서비스)**

NHS와의 긴밀한 협력을 통해 군인과 퇴역 군인들이 수준 높은 전문 의료 서비스를 쉽게 이용할 수 있도록 돕습니다. 특히 퇴역 군인을 위한 정신건강 전문 서비스인 Op COURAGE는 진단부터 심리치료, 약물 치료, 재활, 그리고 알코올이나 관계 문제까지 폭넓게 지원하며, 24시간 운영되는 군 정신건강 헬프라인(Military Mental Health Helpline)은 언제든 기댈 수 있는 마음의 창구가 되어 줍니다.

> **지식 더하기**
>
> **Op COURAGE: 군 복무자 정신건강 및 웰빙 서비스**
>
> Op COURAGE: The Veterans Mental Health and Wellbeing Service는 영국 NHS가 2021년부터 운영 중인 통합 정신건강 서비스로, 퇴역 군인 및 그 가족이 정신건강 문제로부터 회복하고 삶을 재정비할 수 있도록 돕는 국가 차원의 프로그램입니다.
> Op COURAGE는 간단한 상담부터 긴급 치료, 사회적 재적응까지 폭넓게 지원합니다.
> 지원 항목은 다음과 같습니다.
>
> ① 전역 과정에서의 심리적 전환을 지원(군 → 민간 생활 전환기 상담 및 치료)
> ② 정신건강 문제의 조기 징후 인식 및 초기 치료
> ③ 외상 및 복합 정신질환에 대한 집중 심리치료
> ④ 위기 상황 발생 시 응급 정신건강 치료
> ⑤ 다른 NHS 심리 서비스(예: IAPT, 섭식장애 치료 등)와의 연계
> ⑥ 주거, 직업, 재정, 가족 문제, 중독 등 삶 전반에 대한 통합 지원(이를 위해 자선단체 및 지역기관과의 협업 포함)
>
> ※ 추가 정보는 다음 웹사이트에서 확인할 수 있다(https://veteranaware.nhs.uk/op-courage/)

- **미리 막고 함께 잇기(예방 교육 및 사회적 연결)**

문제가 생기기 전에 미리 돕는 노력도 중요하게 생각합니다. 군인

들에게 마음 건강 지식과 자살 예방 기술을 알려 주는 SERVES 프로그램 같은 교육을 제공하고, 특히 군복을 벗은 이들이 외로움을 느끼지 않도록 지역 사회의 드롭인 센터(Drop-in Centres)나 조찬 모임(Breakfast Clubs) 등을 통해 서로 만나 교류하고 지지하는 네트워크를 만들어 갑니다.

■ 마음의 벽 허물기(낙인 해소 및 단계별 접근)

정신질환에 대한 편견을 줄이기 위해 부대 내 정신건강 챔피언(Mental Health Champions)들이 배치되어, 동료의 어려움을 인지하고 전문 서비스로 연결하는 역할을 수행합니다. 또한 Stepped Care Model(단계별 치료 모델)을 도입해, 문제의 심각도에 따라 가벼운 정보 제공부터 집중 치료까지 맞춤형 개입이 가능하도록 하고, 자원을 효율적으로 활용하고 있습니다.

지식 더하기

영국군 정신건강 서비스의 단계별 치료 모델(Stepped Care Model in the UK Armed Forces Mental Health System)

문제의 심각도와 개인의 필요 수준에 따라 치료 강도를 조절하는 단계별 치료 모델(Stepped Care Model)을 운영하고 있습니다.
이 모델은 정신건강 문제를 겪는 사람이 부담 없이 접근할 수 있도록 문턱을 낮추면서, 필요할 경우 보다 전문적이고 집중적인 치료로 자연스럽게 연계될 수 있도록 설계된 시스템입니다.

단계	치료 유형	주요 대상 / 특징
1단계	자기관리, 정보 제공	가벼운 스트레스, 일시적 불안 / 정신건강 교육, 자기조절 안내 등
2단계	단기 심리치료(IAPT)	경도 우울·불안 / CBT, ACT 등 짧은 회기 중심 상담
3단계	중등도 정신건강 치료	트라우마 초기 증상, 대인 문제 / 구조화된 심리치료, 대면 상담 포함
4단계	복합 정신질환 치료	PTSD, 중독, 반복적 자살 사고 / 전문 심리치료 + 약물치료 병행
5단계	고강도 응급 개입	자살 위기, 중증 정신질환 / 위기관리팀, 응급입원, 지역 정신건강서비스 연결

■ 위기의 순간, 실질적인 도움(자살 예방 및 위기 개입)

영국군은 자살 위험이 높아지는 시기(예: 전역 후 초기 2년, 24세 이하, 미혼, 훈련 미완료자)를 기반으로 데이터 중심의 자살 예방 전략을 수립하고 있습니다. 영국군은 Safety Plan을 통해 개인 맞춤형 위기 대응 계획을 세우고, Action Card를 활용해 지휘관과 동료가 실제 상황에서 즉시 대응할 수 있도록 행동 지침을 제공합니다.

지식 더하기

Safety Plan&Action Card

1. Safety Plan(개인 맞춤형 위기 대응 계획)
심리적 위기 상황(자살 충동, 자해 욕구, 극심한 스트레스 등)에 대비해 본인 스스로 미리 세워 두는 개인화된 위기 대응 전략표입니다.

〈구성 항목(6단계)〉
① 위기 전조 신호: 내 안에서 나타나는 위험 징후
② 진정 전략: 나를 안정시켜 주는 행동
③ 주의 전환 활동: 생각을 바꿔 줄 활동들
④ 연락 가능한 사람 목록: 믿고 연락할 수 있는 지인들
⑤ 전문기관 연락처: Op COURAGE, NHS 헬프라인 등
⑥ 삶의 이유: 내가 살아야 할 이유나 소중한 가치

〈활용 목적〉
위기 시 자기조절 능력 확보, 자살 예방, 조기 개입 가능성이 향상될 수 있습니다.

2. Action Card(현장용 행동 지침 카드)
동료, 간부, 지휘관 등이 심리적 위기 상황을 인지하고 즉시 대응할 수 있도록 간결하게 정리한 실무 지침 카드입니다.

〈내용〉
① 위험 신호 목록: 자살 언급, 극단적 정서, 갑작스러운 행동 변화

② 즉시 해야 할 조치: 혼자 두지 않기, 안전 확보, 지휘관에게 알리기
③ 하지 말아야 할 말: 무시, 판단, 압박하는 언행
④ 도움이 되는 말: 공감, 수용, 연결 제안
⑤ 연락망 정리: NHS, Op COURAGE, 지역 전문가 연락처
⑥ 기록 및 후속 조치: 상황 요약 및 지원 연계 이력

이 두 도구는 영국군과 NHS 정신건강 체계에서 자살 예방 및 위기 개입의 핵심 수단으로 사용됩니다. 현장에서 당황하지 않고 신속하고 책임감 있게 대응할 수 있도록 안내하며, 개인의 자기조절력 향상과 조직의 위기 대응력 강화를 동시에 달성할 수 있도록 돕습니다.

■ 가족이라는 또 하나의 울타리(가족 및 간병인 지원)

군인의 정신적 어려움은 종종 가족 전체에 영향을 미치기에, 영국군은 군 가족과 간병인을 위한 심리적 지원체계도 마련하고 있습니다.

The Ripple Pond는 정신질환을 겪는 군인을 둔 가족들이 서로 연결되어 지지할 수 있도록 지원하는 동료 지원 네트워크이며, 가족 또한 NHS 시스템을 통해 심리상담과 정보 지원을 받을 수 있는 권리를 보장받습니다.

> **지식 더하기**
>
> **The Ripple Pond**
>
> The Ripple Pond는 영국에서 PTSD, 자살 시도, 중독 등 정신건강 문제를 겪는 군인 가족들을 위한 대표적인 동료지원 단체입니다.
> 이 단체는 정서적 공감과 경험 공유를 기반으로 한 자조모임을 운영하며, 가족 구성원들이 고립되지 않고 스스로를 돌볼 수 있도록 돕습니다.
> 특히 '가족도 함께 아프다'는 인식을 바탕으로, 국가 시스템이 놓치기 쉬운 돌보는 사람들의 상처까지 함께 품으려는 실천적 노력을 2012년부터 이어가고 있습니다.
>
> ※ 추가 정보는 다음 웹사이트에서 확인할 수 있다(https://www.theripplepond.org/)

중국군(Peoples Liberation Army of China, PLA)
- 집단 중심의 전통 속에서 변화하는 심리 지원의 두 얼굴

전통적인 집단주의 문화와 현대전의 복합적 스트레스 사이에서 중국 인민해방군은 전투력 유지라는 전략적 목표 아래 병사의 정신건강을 중요한 과제로 삼아 왔습니다. 1960년대 참전 군인의 정신질환 진단 및 치료 연구를 시작으로, 1980년대 이후에는 정신건강 유지와 향상에 대한 관심이 증가하였으며, 2000년대 들어서는 정신건강을 군사력 유지의 핵심 요소로 인식하며 체계적인 정책과 제도를 추진하고 있습니다.

> **지식 더하기**
>
> **숫자로 보는 중국군의 정신건강 실태**
>
> 2016년 대규모 조사에서 장병의 29.7%가 경미한 심리 문제, 7.1%가 명백한 정신질환을 보였으며, 여성 장병의 유병률은 36.5%로 남성보다 높았습니다. 2022년 전국조사에서는 우울(2.69%), 불안(0.99%), 불면(2.90%), PTSD(1.61%)가 보고되었고, 특히 여성, 고령자, 이혼자, 자녀가 있는 군인, 고학력자 등에서 높은 유병률이 확인되었습니다.

■ 첫 단추, 체계적인 선별(CMMHS 검사)

입대 전, PLA는 중국군 정신건강검사척도(CMMHS, Chinese Military Mental Health Scale)를 통해 불안, 우울, 강박 등 정신질환의 위험 신호를 조기에 포착합니다. 8만 명 이상을 대상으로 시행한 결과, 약 90% 이상의 정확도로 고위험군을 분류해 낼 수 있었으며, 필요시 입대 유예나 맞춤형 지원을 제공합니다. 이는 병영 내 자살이나 전투 불능 상태를 줄이기 위한 예방 중심 접근으로, PLA 정신건강 체계의 기본 토대를 이룹니다.

■ 조직적 구조와 이념 기반 병행체계

PLA의 정신건강 체계는 중앙군사위원회(CMC) 위생국 주도 하에, 군 병원, 정치지도관, 민군 협력 전문가, 지역 전구별 위기개입 시스템 등이 병렬로 작동하는 다층적 구조를 갖고 있습니다. 하지만 전문 인력의 수는 절대적으로 부족합니다. 상담사는 병사 714명당 1명, 정신과 의사는 740명당 1명 수준이며, 상당수는 단기 교육만 이수한 비정규 전문가들입니다.

또한 정치지도관은 사상교육과 더불어 병사들의 심리 상태를 지속적으로 관찰하고, 이상 징후가 보이면 상급자에게 보고합니다. 이는 서구 군대의 비밀 보장된 상담과는 전혀 다른, 조직 중심·감시 기반의 심리관리 방식이며, 이러한 점이 PLA 심리체계의 구조적 긴장을 대변합니다.

심리 근육 단련소, 회복탄력성 훈련

군 복무 중에는 VR 기반 전투 시뮬레이션, 명상 훈련, 바이오피드백, 마음챙김 훈련 등 다양한 현대적 개입이 도입되어 장병의 회복탄력성을 높이고 있습니다. 특히 고산지대, 도서부대, 격오지 등 환경 스트레스가 큰 지역에서는 수면장애, 고립감, 우울감 예방을 위한 맞춤형 프로그램이 운영되고 있으며, 전투 스트레스에 버티는 힘을 기르는 방향으로 설계되고 있습니다.

■ 위기 대응과 원격상담 체계

급성 스트레스 상황에는 512 심리개입 모델이 가동됩니다. 이는 한 명의 전문가가 2시간 안에 5단계 개입을 수행하도록 설계된 고효율 심리지원 시스템으로, 자연재해 구조 임무나 해외파병에서 활용됩니다. 또한 정치업무망(政治工作网)이라는 온라인 플랫폼을 통해 해상·격오지에서도 실시간 심리상담이 가능하며, 이는 PLA의 통제 기반 원격상담 모델의 핵심입니다.

> **지식 더하기**
>
> **512 심리개입 모델(512 Psychological Intervention Model, 512 PIM)**
>
> 512 PIM은 2008년 중국 쓰촨성 원촨 대지진(Wenchuan Earthquake) 당시 현장 대응을 위해 중국 제4군의과대학(Fourth Military Medical University) 심리학자들이 개발한 위기개입 모델입니다. 이 모델은 다음을 의미합니다.

- 5: 5단계의 심리개입 절차
- 1: 1명의 심리 개입자가 모든 절차를 수행
- 2: 개입 시간은 약 2시간 이내

이는 전문 구조대원이나 군 심리요원들이 단독으로 수행할 수 있도록 설계된 실전형 심리개입 툴로, 간결하면서도 구조화된 접근을 통해 빠르게 심리적 안정화를 유도하는 것이 특징입니다.

1. 구조와 단계
512 PIM의 구체적인 5단계 구성은 다음과 같이 요약됩니다.

① 관계 형성 및 신뢰 구축(Rapport building)
② 사건 회상 및 정서 표현 촉진(Cognitive and emotional ventilation)
③ 정서 안정화 기법 제공(Stabilization techniques)
④ 자원 탐색 및 회복 지지(Identification of strengths and supports)
⑤ 재적응 전략 교육 및 종결(Psychoeducation and closure)

2. 적용 분야
512 PIM은 이후 군사·비군사적 상황에서 광범위하게 활용되었습니다. 구체적인 예는 다음과 같습니다.

① 재난 현장 구조대의 PTSD, 불안, 우울 증상 감소
② 군사 훈련 중 외상 경험 병사에 대한 개입
③ 군 의료훈련, 응급 구조훈련, 비상임무, 군사 퍼레이드 지원 등 다양한 비전시 군사 작전에 사용

■ 상담의 문턱, 인식과 낙인의 장벽

중국군 장병들 사이에는 '심리상담을 받는 것은 약하다는 증거'라는 인식이 여전히 강하게 존재하며, 이는 실제 상담 이용률이 매우 낮은 주원인입니다. 서구 군대와 마찬가지로 낙인이 존재하지만, 중국군에서는 여기에 '상급자에게 보고될 수 있다, 승진에 불이익을 받을 수 있다'는 조직적 두려움이 결합되며, 실질적인 접근 회피로 이어지고 있습니다. 88%가 상담 의향이 있다고 응답했으나, 실제 상담 경험률은 26.7%에 그쳤다는 연구 결과는 이러한 구조적 문제를 잘 보여 줍니다.

■ 민군 협력과 지역 실험, 실전형 개입 확산

최근 중국군은 민과 군이 협력하는 쌍중(雙擁) 프로그램을 확대하고 있습니다. 2018년 중국군 제31605부대는 난징의과대학과 협약을 맺고 매주 민간 정신건강 전문가가 병영을 방문해 집단상담과 심리교육을 실시합니다. 북부 전구(戰區) 특수부대의 요가 훈련, 동부 전구의 VR 기반 전투심리 훈련, 가족 배려 휴가 정책 등은 지역 맞춤형 실험으로 진행되고 있으며, 이는 중앙 통제와 전구 단위의 자율 운영이 병존하는 구조를 반영합니다.

> **지식 더하기**
>
> **쌍중(雙擁) 심리지원 프로그램**
>
> **1. 프로그램의 주요 내용**
> ① 정기적인 심리상담: 외부 정신건강 전문가가 병영을 방문하여 장병들과의 상담을 통해 스트레스, 불안, 우울 등의 문제를 조기에 발견하고 대응합니다.
> ② 심리교육 세션: 장병들에게 스트레스 관리, 감정 조절, 대인 관계 개선 등의 주제로 교육을 실시하여 정신건강에 대한 이해를 높이고 자가 관리 능력을 향상시킵니다.
> ③ 위기 개입 및 지원: 심리적 위기 상황에 처한 장병을 조기에 식별하고, 필요한 경우 전문 치료 기관과 연계하여 적절한 지원을 제공합니다.
>
> **2. 프로그램의 의의**
> 이러한 민·군 협력 모델은 폐쇄적인 군 조직 내에서 정신건강 문제를 효과적으로 관리하기 위한 혁신적인 접근으로 평가받고 있습니다. 특히, 외부 전문가의 참여를 통해 장병들이 보다 편안하게 심리적 어려움을 표현하고 도움을 받을 수 있는 환경을 조성하는 데 기여하고 있습니다.

■ **제도 변화와 구조적 실험**

2016년 이후 중국군은 각 전구 단위에서 위기개입센터 설치, 심리 백본 양성(병사 중 심리교육 이수자), 상향식 실험 프로그램을 적극 도입하고 있습니다. 이는 상부 명령에 의한 제도 정비(하향식)와 현장

적응형 실험(상향식)이 결합된 구조로, 조직 전체가 단계적으로 변화하고 있는 양상을 보여 줍니다. 중앙 전구 공군의 심리 서비스 센터(心理服務中心) 설립, 가족문제에 따른 휴가 확대 등은 단순한 프로그램이 아닌 조직문화의 방향 전환을 예고합니다.

■ 전통과 변화의 교차로에서

중국군은 사상적 안정과 정신적 회복력이라는 두 키워드를 중심으로 움직이고 있습니다. 여전히 정치 지도 시스템과 감시 기반 체계가 강하게 유지되는 가운데, 임상심리학적 개입과 과학적 접근이 병렬로 도입되고 있습니다. 이로 인해 이념과 임상, 통제와 유연성, 중앙과 지역, 집단과 개인이라는 네 쌍의 균형을 끊임없이 조율해야 하는 특수한 심리체계를 발전시키고 있는 것입니다.

세계가 주는 소중한 교훈 - 성공적인 시스템의 열쇠들

여러 나라의 군 정신건강 시스템은 저마다의 색깔을 가지고 있지만, 그 안에서 공통적으로 발견되는 성공의 열쇠들이 있습니다. 이는 우리가 나아갈 길을 비춰 주는 등대와 같습니다.

가장 중요한 것은 군 최고 지휘관부터 일선 리더까지 모두가 마음 건강의 중요성을 깊이 깨닫고, 이를 개선하려는 확고한 의지를 갖는 것입니다. 리더의 관심과 지지는 필요한 자원을 확보하고, 제도를 바꾸며, 조직 전체의 문화를 긍정적으로 이끄는 가장 든든한 버팀목이 됩니다.

마음 건강을 위한 노력에는 그에 맞는 꾸준하고 충분한 투자가 필요합니다. 좋은 전문가를 키우고, 편안하게 상담받을 공간을 만들며, 효과적인 프로그램을 개발하고 운영하기 위해서는 아낌없는 예산 지원이 뒷받침되어야 합니다. 이는 단순한 비용 지출이 아니라, 건강한 군대를 위한 씨앗을 뿌리는 투자입니다.

문제가 터진 뒤에 허둥지둥 수습하기보다, 문제가 생기지 않도록 미리 막는 예방에 힘쓰는 것이 훨씬 효과적입니다. 입대 전 세심한 검사, 스트레스 대처 능력 교육, 어려움을 일찍 발견하고 돕는 시스템 등 예방이라는 튼튼한 방패를 마련해야 합니다.

군이 모든 것을 해결하기는 어렵습니다. 대학, 연구소, 민간 병원, 상담 센터 등 군 밖의 전문가 및 기관들과 손을 잡고 함께 걷는 길을 만들어야 합니다. 서로의 지혜와 자원을 나눌 때 더 넓고 깊은 지원이 가능해집니다.

무엇보다, 마음의 어려움을 드러내는 것을 부끄럽거나 나약한 일로 여기는 사회적 인식을 바꾸는 노력이 시급합니다. 도움을 청하는 것은 약함의 증거가 아니라, 자신과 공동체를 함께 돌보는 용기 있는 발걸음이라는 공감대를 만들어 가야 합니다. 물론 인식의 개선이 가장 어려운 과제일 수 있습니다. 하지만 동료들이 서로에게 든든한 버팀목이 되어 주는 따뜻한 문화를 만드는 일은, 그 어떤 제도보다 더 큰 힘을 발휘할 수 있게 할 것입니다.

우리 군을 위한 제언 - 현실에 맞는 옷을 짓는 마음으로

해외의 좋은 사례들은 우리 군 정신건강 시스템이 나아가야 할 방향을 알려 주는 소중한 나침반입니다. 하지만 다른 나라의 옷을 그대로 가져와 입을 수는 없듯이, 우리의 안보 현실, 징병제라는 특징, 그리고 우리만의 조직 문화를 깊이 고려하여 한국군에게 꼭 맞는 옷을 정성껏 지어 입혀야 합니다. 해외 사례들 속에서 우리가 주목하고 신중하게 적용해 볼 수 있는 몇 가지 씨앗들은 다음과 같습니다.

미국처럼, 군 생활의 첫 단추인 병무청 병역판정검사 단계에서부터 마음 건강을 더 세심하게 살피는 노력이 필요합니다. 단순히 몇 가지 질문에 답하는 것을 넘어, 필요하다면 더 깊이 있는 심리 검사나 전문가와의 만남을 통해 군 복무를 감당하기 어려운 청년은 없는지 미리 헤아려 볼 수 있어야 합니다.

영국처럼, 모든 문제를 한 가지 방식으로만 해결하려 하기보다, 어려움의 깊이에 따라 맞춤형 도움을 단계적으로 제공하는 방식을 고민해 볼 수 있습니다. 이는 제한된 상담 인력과 자원을 더 효과적으로 사용하면서도 꼭 필요한 곳에 집중적인 지원이 이루어지도록 도울 수 있습니다.

형식적인 교육을 넘어, 실제 군 생활에서 겪는 스트레스에 건강하게 대처하고 마음의 힘을 기를 수 있는 실질적인 예방 교육 프로그램을 더 많이 개발하고 보급해야 합니다. 특히 장병들을 이끄는 간부들이 먼저 마음 건강의 중요성을 배우고 부하들을 돌보는 리더십을 키울 수 있도록 교육 과정부터 달라져야 합니다.

군 안팎의 경계를 넘어, 민간의 좋은 병원이나 상담 기관들과 더 활발하게 협력하고, 장병들이 필요할 때 수준 높은 민간 서비스를 더 쉽고 편안하게 이용할 수 있도록 길을 열어 주어야 합니다. 군복을 벗은 후에도 꾸준한 지원이 이어질 수 있도록 국가보훈부 등 관련 기관과의 연결고리도 더욱 튼튼하게 만들어야 합니다.

미국의 배틀 버디와 영국의 정신건강 챔피언처럼, 부대 안에서 동료들이 서로의 마음에 관심을 기울이고 지지하는 문화를 만들 수 있는 구체적인 노력을 시작해 볼 수 있습니다. 리더들이 먼저 편견 없는 따뜻한 시선을 보여 줄 때, 진정한 의미의 동료애를 싹틔울 수 있습니다.

이 모든 변화는 군 지휘부의 깊은 공감과 확고한 의지, 그리고 이를 뒷받침하는 꾸준한 투자 없이는 이루어지기 어렵습니다. 마음 건강을 지키는 일이 선택이 아닌 필수라는 인식이 군 전체에 뿌리내려야 합니다.

다른 나라들의 발자취를 살펴보는 여정을 통해 우리는 희망의 실마리를 찾을 수 있었습니다. 군 정신건강 문제 해결은 단순히 제도를 하나 더 만드는 일이 아니라, 예방부터 치유, 그리고 전역 후의 삶까지 아우르는 통합적인 시스템을 세우고, 무엇보다 사람의 마음을 중심에 두는 따뜻한 조직 문화를 만들어 가는 과정임을 다시 한번 확인했습니다.

지금까지 제2부에서는 군 정신건강 문제의 현실과 역사, 그리고 세계의 노력을 살펴보았습니다. 이 깊은 이해를 바탕으로, 이제 제3부 관리에서 치유로: 패러다임의 전환에서는 우리의 현실에 발을 딛고, 진정으로 장병들의 마음을 보듬고 건강한 군대를 만들기 위한 구체적인 길을 제안하고자 합니다. 그 첫걸음으로, 다음 제11장 상담관, 패러다임 전환의 중심에서는 현재 우리 군 마음 건강 지원의 중요한 축을 담당하고 있는 병영생활전문상담관들이 겪는 현실적인 어려움을 살펴보고, 상담관들이 본연의 역할에 충실하며 장병들의 든든한 날개가 되어 줄 수 있도록 하기 위한 방안들을 함께 고민해 보겠습니다.

제3부

관리에서 치유로: 패러다임의 전환

"좋은 삶이란 존재하는 상태가 아니라 과정이다.
그것은 목적지가 아니라 방향이다."

- 칼 로저스 -

제11장

상담관, 패러다임 전환의 중심
- 병영생활전문상담관 역할 강화 방안

앞선 이야기들 속에서 우리는 군대라는 낯선 땅에서 홀로 힘겨운 걸음을 옮기는 병사들과, 무거운 책임감의 무게에 짓눌린 간부들의 모습을 만났습니다. 그리고 우리는 군 정신건강 문제의 현주소와 그간의 발자취를 따라가며, 이것이 결코 개인의 나약함 탓이 아닌, 복잡한 구조적 요인과 깊은 역사적 배경 속에서 형성된 문제임을 확인했습니다.

특히, 2005년 우리 사회에 큰 충격을 안겨 주었던 가슴 아픈 사건들을 계기로 도입된 병영생활전문상담관(이하 상담관)[3] 제도는 어둠 속에서 길을 찾는 이들에게 한 줄기 빛과 같은 존재가 되어 주었습니다. 하지만 20여 년이 흐른 지금, 그 빛이 모든 그늘을 밝히기에는 아직 힘이 부족해 보입니다. 상담관들은 여전히 보이지 않는 벽 앞에서 힘겨

---

3) 병영생활전문상담관은 민간에서 수년간의 임상 경력을 갖춘 정신건강전문가로, 국방부에서는 자격, 경력, 학력 등을 종합적으로 검증하여 각 군별로 채용한다.

위하고 있으며, 상담관들의 날개는 온전히 펼쳐지지 못한 채 묶여 있는 듯합니다.

이 장에서는 바로 그 상담관들에게 주목하고자 합니다. 장병들의 마음 가장 가까운 곳에서 그들의 아픔을 보듬고 치유의 여정을 돕는 이들이 진정으로 날개를 달고 훨훨 날아오를 수 있도록, 우리는 무엇을 해야 할까요? 병영생활전문상담관 제도의 오늘을 따뜻한 시선으로 살피고, 상담관들이 마주한 현실의 어려움을 넘어 군 정신건강 시스템의 굳건한 기둥으로 우뚝 설 수 있도록, 구체적인 역할 강화 방안을 함께 고민해 보고자 합니다.

관리와 약물만으로는 부족합니다. 이제 심리치료(상담)와 지원이라는 따뜻한 바람이 군 전체에 불어올 수 있도록, 그 중심에 있는 상담관들의 이야기에 귀 기울여 볼 차례입니다.

상담관 제도의 현재
- 역할, 성과, 그리고 마주한 현실적 어려움(정체성, 권한, 처우)

2006년, 절박한 필요 속에서 태동한 병영생활전문상담관 제도는 이제 우리 군 정신건강 관리 체계에서 없어서는 안 될 소중한 존재로 자리 잡았습니다. 전국 각지의 부대에서 약 640여 명(2023년 기준)의 상담관들이 장병들의 아픔에 귀 기울이고, 때로는 길을 잃은 이들에게 따뜻한 길잡이가 되어 주고 있습니다. 개인 상담부터 집단 상담, 위기 상황에서의 발 빠른 개입, 정신건강 교육, 그리고 지휘관들에게 건네는 전문적인 조언까지, 상담관들의 손길은 군 곳곳에 미치고 있습니다. 정신과 진료의 문턱을 넘기 어려워하는 많은 장병에게 상담관은 마음을 터놓고 이야기할 수 있는 거의 유일한 창구이자, 가장 가까이에서 만날 수 있는 마음 전문가입니다. 이는 상담관 제도가 이뤄 낸 분명하고 값진 성과입니다.

지식 더하기

병영생활전문상담관의 임무와 역할

① 「군인의 지위 및 복무에 관한 기본법」 제41조 제1항 각 호의 사항으로 고충을 호소하는 군인 및 군인가족에 대한 전문적인 심리상담과 그 밖에 상담과 관련하여 지휘관이 부여한 업무 수행
② 복무부적응을 겪고 있는 장병이 상담실을 방문 시 대면상담하거나, 출장상담, 심리검사 및 각종 집단상담 프로그램 등을 실시
③ 상담 역량이 필요한 간부 및 병에게 상담 관련 교육을 시행 또는 지도 가능
④ 각종 심리검사 및 심리상담 결과에 대한 분석을 통해 건전한 병영문화 조성을 위한 제도적 보완사항 등을 건의 가능
⑤ 자살징후자를 식별하고, 생명지킴이(게이트키퍼) 양성을 위한 군 자살예방교관에 대한 교육 및 지도

※ 추가 정보는 '병영생활전문상담관 운영에 관한 훈령'에서 확인할 수 있다.

하지만 이 밝은 빛의 이면에는 상담관들이 홀로 감내해야 하는 차가운 현실의 그림자가 드리워져 있습니다.

■ **흔들리는 자리, 외로운 섬**

많은 상담관이 불안정한 신분으로 일하며, 군 조직 안에서 자신의 자리를 찾기 어려워합니다. 뿌리내리기 힘든 환경은 깊은 소속감을 느끼기 어렵게 만들고, 때로는 군 문화와의 보이지 않는 거리감으로 이어져 그들을 외로운 섬처럼 느끼게 합니다. 이로 인해 자신의 중요한 역할에도 불구하고 직업적 자부심을 느끼기 어려운 경우가 많습니다.

■ **돕고 싶지만, 닿지 않는 손**

상담관들은 장병의 마음을 누구보다 깊이 이해하지만, 그들에게 실질적인 도움(예: 진료 연결, 보직 변경 건의)을 줄 수 있는 권한은 매우 제한적입니다. 장병의 비밀을 지켜 주어야 하는 상담 윤리와 부대에 필요한 정보를 알려야 하는 의무 사이에서의 고민은, 장병과의 신뢰를 쌓는 길을 더욱 어렵게 만듭니다.

■ 지친 어깨, 불안한 내일

상담관 한 명이 담당하는 장병의 수가 과도하여, 실질적인 상담의 질을 보장하기 어렵습니다. 상담관들은 개별 장병에게 깊이 있는 상담을 제공할 시간을 확보하지 못한 채, 과도한 행정 업무와 잦은 출장에 내몰리고 있습니다. 더욱이 불안정한 고용과 낮은 처우는, 전문성과 헌신을 갖춘 상담관들이 현장을 떠나게 만드는 구조적인 원인이 되고 있습니다.

부대 내 이방인?

상담관이 더 이상 부대 내 이방인으로 머물지 않고, 군 조직과 마음을 나누는 진정한 동반자로서 함께 나아가려면, 서로를 향한 이해와 존중의 다리를 놓는 노력이 절실합니다.

■ 마음의 거리 좁히기

상담관들이 군대라는 특별한 삶의 터전을 더 깊이 이해할 수 있도록 돕고, 반대로 간부들 역시 상담관의 역할과 고민을 이해할 수 있는 따뜻한 소통의 장(간담회, 워크숍 등)을 자주 마련해야 합니다. 서로의 언어를 배우고 마음의 거리를 좁힐 때, 진정한 협력이 시작될 수 있습니다.

■ 손 맞잡고 함께 걷기

지휘관, 군의관, 상담관이 각자의 자리에서 무엇을 해야 하고 어떻게 힘을 모아야 하는지 명확한 약속(협력 절차)을 만들어야 합니다. 특히 위기의 순간, 당황하지 않고 함께 손잡고 나아갈 수 있도록 미리 연습하고 준비하는(공동 대응 훈련) 지혜가 필요합니다. 상담관의 전문적인 목소리가 존중받고, 부대의 중요한 결정에 의미 있게 반영될 때, 더 나은 길을 찾을 수 있습니다.

■ 존중과 신뢰의 씨앗 심기

지휘관부터 솔선하여 상담관의 전문성을 인정하고, 그들의 활동이 우리 부대를 더 건강하게 만드는 소중한 일임을 알려 주어야 합니다. "상담관님 덕분에 우리 부대가 더 좋아지고 있다"는 따뜻한 격려와 지지가 넘쳐날 때, 상담관들은 더욱 힘을 내어 장병들 곁을 지킬 것입니다.

■ 자부심과 소속감을 심어 주는 노력

상담관 스스로 자신의 역할에 대한 자부심을 느끼고, 군 조직의 중요한 일원이라는 소속감을 갖도록 돕는 노력 또한 절실합니다. 현재 많은 상담관이 자신의 노고와 기여에 비해 충분한 인정과 격려를 받지 못한다고 느끼며, 이는 직업 만족도 저하로 이어질 수 있습니다. 이를 위해 상담관들이 정기적으로 함께 모여 경험을 나누고 서로 지지하며 전문가로서의 정체성을 다질 수 있는 자리를 마련해 주어야 합니다. 동료들과의 유대감 속에서 함께라는 힘을 느낄 때, 그들은 더 큰 용기를 얻을 수 있습니다.

무엇보다 중요한 것은 지휘관의 따뜻한 인정과 격려입니다. 공개적인 칭찬 한마디, 부대 행사에 상담관을 자연스럽게 초대하는 배려, 때로는 함께 식사하며 노고를 알아주는 작은 관심들이 상담관에게는 '내가 이곳에서 중요한 역할을 하고 있구나', '나의 노력이 존중받고 있구나' 하는 강력한 메시지를 전달합니다. 이러한 노력들이 쌓일 때, 상담관은 더 이상 외로운 이방인이 아닌, 진정한 조직의 파트너로서 더 큰 힘을 발휘할 수 있을 것입니다.

더 깊은 이해와 효과적인 도움의 길

장병들의 복잡하고 깊은 마음의 문제를 다루기 위해, 상담관들은 끊임없이 배우고 성장해야 합니다. 그들의 전문성이 깊어질수록, 장병들에게 더 따뜻하고 효과적인 도움의 손길을 내밀 수 있습니다.

- **군대 마음 전문가로 성장하기**

처음 상담관이 된 분들에게는 군대라는 특별한 환경과 그 안에서 살아가는 장병들의 마음(군 관련 정신건강 문제, 위기 상황 대처법 등)을 깊이 이해할 수 있는 체계적인 배움의 기회를 제공해야 합니다. 이미 경험 많은 상담관들에게도 새로운 상담 지식과 기술을 배우고, 특정 어려움(성 문제, 중독, 간부 스트레스, 직장 내 괴롭힘 등)에 대해 더 깊이 공부할 수 있는 기회를 꾸준히 마련해야 합니다.

- **함께 배우고 나누는 지혜, 진짜 도움이 되는 슈퍼비전**

상담관들이 혼자 고민하지 않고, 자신의 상담 경험을 더 경험 많은 선배 상담가(수퍼바이저)와 나누며 배우고 성장할 수 있는 슈퍼비전 시스템을 마련하는 것이 정말 중요합니다. 하지만 여기서 우리가 놓치지 말아야 할 핵심은, 그 슈퍼비전이 실제로 군 현장에서 일하는 상담관에게 와닿는 도움이어야 한다는 점입니다. 현재는 상담심리나 임상심리 분야에서 오랜 경력을 가진 외부 전문가에게 슈퍼비전을 받는 경우가 많습니다. 물론 그분들의 학문적 깊이나 임상 경험은 매우 귀중합니다. 그러나 안타깝게도 이들 중 상당수는 실제 병영생활전문상담관으로서 군 조직의 독특한 문화, 복잡한 보고 체계, 군 특유의 내담자 문제들을 직접 경험해 보지 못한 경우가 많습니다. 그러다 보니 때로는 이론적으로는 맞지만 현실적인 군 상황에 적용하기 어려운 조언에 그치거나, 현장 상담관들이 겪는 생생한 딜레마와 고충을 깊이 공감하고 실질적인 해결책을 함께 모색하는 데 한계를 보이기도 합니다.

따라서 가장 이상적인 것은, 병영생활전문상담관으로서 풍부한 경험과 지혜를 쌓은 선배 상담관이 직접 후배 상담관들에게 슈퍼비전을 제공하는 시스템을 구축하는 것입니다. 군이라는 특수한 환경을 누구보다 잘 아는 선배의 경험에서 우러나오는 조언이야말로, 후배 상담관들이 겪는 어려움에 대한 깊은 공감과 현실적인 지침을 제공하며 진정한 성장을 이끌 수 있습니다. 제대로 된 슈퍼비전은 단순히 상담의 질을 높이는 것을 넘어, 상담관 스스로 지치지 않고 자부심을 느끼며 오랫동안 건강하게 일할 수 있도록 돕는 든든한 울타리가 되어 줄 것입니다.

지식 더하기

병영생활전문상담관 슈퍼바이저의 역할과 임무

① 슈퍼바이저는 야전부대 상담관의 역량을 강화하고, 전문가 차원의 현장 지원과 군 상담제도 발전의 조력자 역할을 수행하기 위하여 야전부대 상담관에 대한 상담사례지도, 자살징후자를 식별하는 자살예방교관 교육지도 및 자살사고 발생 시 조기 부대 안정화를 위한 사후관리 현장지원, 군상담제도 발전 및 자살예방을 위한 정책검토 및 제안, 트라우마 심리상담·치료 등의 특수분야 상담과 순회교육, 상담관 관련 각종 규정·정보 제공 및 고충을 수렴한다.

② 자격기준은 임상심리전문가, 정신건강임상심리사 1급, 상담심리사 또는 전문상담사 1급 자격증 중 1개 이상을 보유하고 군 상담경력이 2년 이상인 자를 우선 선발하되, 정신건강사회복지사 1급 또는 청소년상담사 1급 자격증을 보유하고 군상담경력이 5년 이상인 자도 선발할 수 있다.

※ 추가 정보는 '병영생활전문상담관 운영에 관한 훈령'에서 확인할 수 있다.

■ 자격과 실력, 꾸준한 연마

상담관을 선발할 때부터 전문적인 자격을 갖춘 분들을 채용하고, 이후에도 꾸준히 실력을 갈고 닦을 수 있도록 지원하고 격려하는 제도가 필요합니다. 상담 전문가 단체와의 교류를 통해 늘 새로운 지식을 배우고 전문가로서 자부심을 갖고 일할 수 있도록 도와야 합니다.

상담 서비스 접근성 향상 방안
- 마음의 문턱을 낮추고 언제든 기댈 수 있는 환경으로

아무리 좋은 상담이라도 장병들이 쉽게 다가오지 못한다면 소용이 없습니다. 따라서 상담실의 물리적, 심리적 문턱을 낮추어 도움이 필요할 때 언제든 편하게 기댈 수 있는 곳으로 만들어야 합니다.

■ 디지털을 활용한 비대면 상담 활성화

전화, 영상 통화, 메신저 등 장병에게 익숙한 디지털 방식을 적극 활용해야 합니다. 시간과 장소의 제약을 넘어 가장 편안한 환경에서 상담받을 수 있다면, 더 많은 장병이 용기를 내어 마음을 열 것입니다. 이때 가장 중요한 것은, 어떤 방식으로 소통하든 나눈 이야기는 반드시 안전하게 보호된다는 신뢰를 심어 주는 것입니다.

■ 상담에 대한 오해를 풀고 긍정적 인식 확산

상담이 문제가 있는 사람을 위한 곳이라는 부정적 편견을 해소해야 합니다. 누구나 마음이 힘들 땐 건강하게 도움받을 수 있는 곳이라는 긍정적 인식을 확산시켜야 합니다. 포스터, 안내문, 짧은 영상 등 모든 매체를 통해 "괜찮아, 당신의 이야기를 들을 준비가 되어 있어"라는 따뜻한 초대의 메시지를 꾸준히 전달해야 합니다.

상담관 확충 및 처우 개선의 경제적 타당성 - 비용을 넘어선 소중한 가치

상담관을 더 많이 채용하고 상담관들이 안정적으로 일할 수 있도록 지원하는 것은 단순히 돈이 더 드는 문제가 아닙니다. 이것은 우리 군 전체의 건강과 미래를 위한 가장 가치 있는 투자입니다.

- 멈춰 세운 안타까운 발걸음, 되찾은 가능성

상담을 통해 마음의 힘을 얻은 장병이 군 생활을 무사히 마치고 건강하게 사회로 돌아갈 때, 우리는 한 사람의 소중한 삶과 가능성을 지켜 낸 것입니다. 이는 조기 전역으로 인해 발생하는 수많은 유무형의 손실(대체 인력 교육 비용, 숙련 인력 손실 등)을 막는 가장 확실한 방법입니다.

■ 덜어 낸 부담, 높아진 효율

상담관의 따뜻한 손길은 때로 병원 진료만큼이나 큰 힘이 됩니다. 이는 군 병원이나 민간 병원에 드는 비용 부담을 줄여 줄 뿐만 아니라, 병사 한 명을 병원에 데려가기 위해 투입되던 소중한 시간과 인력(간부, 운전병 등)을 다른 중요한 곳에 쓸 수 있게 해 줍니다.

■ 마음의 안정, 안전한 병영

심리적으로 안정된 장병은 훈련과 임무에 더 집중할 수 있고, 이는 곧 우리 군의 전투력 향상으로 이어집니다. 또한, 불안이나 충동적인 행동으로 인해 발생할 수 있는 안타까운 사고를 예방하는 데에도 큰 도움이 됩니다.

■ 영국 IAPT 프로그램의 교훈

『Thrive』에서 소개된 영국의 사례(IAPT 프로그램)는 마음을 돌보는 일에 투자하는 것이 결국 사회 전체에 더 큰 이익으로 돌아온다는 사실을 보여 줍니다. 우리 군 역시 마찬가지입니다. 상담관 제도 강화는 비용을 훨씬 뛰어넘는 소중한 가치를 창출하는, 우리 모두를 위한 현명한 선택입니다.

상담관의 역할 확대 - 단순한 문제 해결사를 넘어 건강한 병영의 설계자로

상담관의 역할은 아픈 마음을 치료하는 데 그치지 않습니다. 상담관들의 지혜와 경험은 우리 군 전체를 더 건강하게 만드는 데 소중한 밑거름이 될 수 있습니다.

■ 마음 근육 키우기, 예방 교육 전문가

스트레스를 다스리는 법, 화를 건강하게 표현하는 법, 서로의 마음에 상처 주지 않고 대화하는 법 등, 상담관은 장병들이 험난한 군 생활을 헤쳐 나가는 데 필요한 마음 근육을 키워 주는 훌륭한 코치가 될 수 있습니다. 특히 군 생활을 막 시작하는 신병이나 리더로 성장하는 간부들에게 이러한 교육은 무엇보다 중요합니다.

■ 지휘관의 든든한 조언자

상담관은 부대 내 장병들의 마음 상태는 어떤지, 특정 어려움을 겪는 장병을 어떻게 도와야 할지, 우리 부대를 더 행복하게 만들기 위해 무엇을 해야 할지 등 지휘관의 고민에 전문적인 지혜를 더해 주는 든든한 조언자가 될 수 있습니다.

■ **더 나은 병영 문화를 향한 목소리**

상담관은 수많은 장병의 이야기를 들으며 우리 병영 문화의 문제점이나 개선이 필요한 부분을 누구보다 가까이에서 느낍니다. 상담관들의 객관적이고 전문적인 목소리에 귀 기울일 때, 우리는 더 평등하고 서로 존중하며 심리적으로 안전한 병영을 만들어 갈 수 있습니다.

결론 - 상담관에게 진정한 날개를 달아 주어야 합니다

지난 20여 년, 병영생활전문상담관들은 묵묵히 장병들의 곁을 지키며 우리 군의 마음 건강을 위해 애써 왔습니다. 이들의 헌신 덕분에 많은 이들이 절망 속에서 희망을 찾고 다시 일어설 수 있었습니다. 하지만 우리는 상담관들에게 충분한 날개를 달아 주지 못했습니다. 여전히 많은 상담관이 불안정한 자리에서 과도한 부담과 싸우며 힘겹게 버티고, 자신의 소중한 역할에 대한 자부심마저 느끼기 어려운 현실에 놓여 있습니다.

　이제는 바꿔야 합니다. 상담관들이 더 이상 외로운 섬이 아닌, 군 조직의 따뜻한 파트너로서 존중받고 지지받으며 마음껏 역량을 펼칠 수 있도록, 우리의 인식과 제도를 바꾸어야 합니다. 상담관들의 전문성이 더욱 깊어지고, 그 손길이 필요한 모든 곳에 미칠 수 있도록, 실질적인 투자와 지원을 아끼지 말아야 합니다. 상담관 확충과 처우 개선은 단순한 비용이 아닌, 우리 군의 미래를 위한 가장 현명하고 가치 있는 투자입니다. 상담관의 역할을 예방과 교육, 그리고 건강한 문화 조성으로 넓혀 갈 때, 우리 군은 비로소 마음까지 건강한 강군으로 거듭날 수 있을 것입니다.

　상담관에게 진정한 날개를 달아 주는 것. 그것은 상처받은 영혼을 치유하고, 꺾인 의지를 다시 세우며, 궁극적으로 우리 모두가 바라는 더 건강하고 안전하며 서로를 보듬는 군대를 만드는 희망의 첫걸음입니다. 이제, 상담관의 역할 강화라는 중요한 과제를 가슴에 새기며, 군 정신건강 시스템의 또 다른 축을 이루는 현역복무부적합 심사 제도의 현실과 마주해 보고자 합니다. 다음 장에서는 그 제도 안에 숨겨진 공정성과 실효성 사이의 깊은 고민을 함께 나누고, 더 나은 길을 찾기 위한 지혜를 모아 보겠습니다.

제12장

현부심의 딜레마
- 현부심 제도의 문제점 진단과 대안 모색

현역부적합심사 제도의 목적과 운영 현황

군 복무라는 힘겨운 여정 속에서, 때로는 신체적인 혹은 마음의 어려움으로 인해 더 이상 동료들과 함께 걷기 어려운 순간이 찾아올 수 있습니다. 현역복무 부적합 심사(이하 현부심) 제도는 바로 이런 장병들에게 잠시 멈춰 숨을 고르고 다른 길을 찾거나, 혹은 사회라는 또 다른 시작점으로 돌아갈 수 있도록 마련된, 어쩌면 마지막 배려와 같은 제도일 것입니다. 군인사법에 따라, 복무가 어려운 장병에게는 다른 복무 기회를, 부대에게는 원활한 운영을 위한 숨통을 틔워 주는 중요한 장치로 고안되었습니다.

하지만 오늘날 우리가 마주한 현실은 이 제도가 단순히 몇몇 예외적인 경우에만 적용되는 것이 아님을 보여 주고 있습니다. 매년 수많은 젊은이들이 마음의 문제로 복무 부적합 판정을 받고 군복을 벗고 있습니다. 실제로 국회 국방위원회에 제출된 자료에 따르면, 2017년부터 2023년 상반기까지 현부심으로 전역한 병사 3만 5천여 명 중 약 80%에 달하는 2만 8천여 명이 정신질환이나 복무 부적응 때문이었다는 매일경제의 보도(2023. 8. 25.)는 이 문제가 얼마나 심각한 규모인지를 다시 한번 확인시켜 줍니다. 이는 무려 3개 사단에 해당하는 병력이 마음의 문제로 복무를 중단했다는 의미입니다. 복무 기간을 채우지 못한 전역자의 상당수가 마음의 병 때문이라는 사실은, 현부심 제도가 현재 군 복무 중단의 가장 주된 통로 중 하나가 되었음을 안타깝게 드러냅니다. 군 병원 정신과와 민간 병원을 찾는 발길이 끊이지 않는 현실은, 이 제도의 문을 두드리기까지 장병들이 겪었을 고통의 깊이와 함께, 그 과정에서 정신과 진료 기록이 어쩌면 중요한 열쇠가 되고 있음을 짐작하게 합니다.

회전문 가설 재검토 - 구조적 압박(저출산-고현역률)과 현부심의 관계

우리가 서론에서 조심스럽게 제기했던 회전문 가설은 지금 현부심 제도가 놓인 복잡한 상황을 이해하는 데 도움을 줍니다. ① 아이 울음소리가 귀해지면서 미래의 병력 자원이 줄어들고 → ② 그럼에도 국방력을 유지하기 위해 현역 입대의 문턱은 낮아지면서 → ③ 과거에는 함께하기 어려웠을지 모를, 마음의 취약성을 안고 있는 청년들까지 군이라는 낯선 환경에 들어서게 되고 → ④ 이는 일선 부대의 지휘관과 동료들에게 감당하기 벅찬 관리의 무게로 다가오며 → ⑤ 결국 늘어난 부담 속에서 현부심 제도가 어쩌면 가장 현실적인 해결책처럼 여겨지게 되고 → ⑥ 이 과정에서 전역이라는 결과를 위해 정신과 진료 기록이 필요해지는, 안타까운 순환 고리가 만들어질 수 있다는 이야기입니다.

이 가설은 단순한 상상이 아닐지도 모릅니다. 자신의 어려움을 미처 알지 못한 채 입대한 지적 장애 수준의 청년들이나, 복무 부적응으로 군을 떠나는 수많은 장병의 모습은, 높은 현역 판정률과 부대 관리의 어려움, 그리고 현부심으로의 귀결이라는 구조적 흐름이 실제로 존재할 수 있음을 시사합니다. 국가적인 필요와 일선 부대의 현실 사이에서, 현부심 제도가 어쩌면 의도치 않게 압력을 해소하는 출구 역할을 하고 있는 것은 아닌지 돌아보게 됩니다.

제도의 역기능과 논란 - 지휘관의 딜레마와 사회의 시선

이처럼 본래의 좋은 취지에도 불구하고, 현부심 제도는 현실의 무게 속에서 몇 가지 안타까운 모습과 논란을 낳기도 합니다. 그 중심에는 제도가 의도치 않게 만들어 내는 낙인의 문제, 제도의 허점을 파고드는 악용의 그림자, 그리고 이 모든 것을 둘러싼 지휘관의 깊은 딜레마와 우리 사회의 시선이 복잡하게 얽혀 있습니다.

■ 돌아올 수 없는 강, 찍힘(낙인)의 무게

군대 내에서 어려움을 겪는 장병을 돕기 위한 여러 장치들, 예를 들어 다른 부대로의 전출이나 그린캠프, 힐링캠프와 같은 지원 프로그램 참여는 때로는 예기치 않은 결과를 낳습니다. 가장 큰 문제는, 한번 이러한 과정을 거치게 되는 순간, 해당 장병은 동료들 사이에서 '문제가 있는 아이', '부적응자'라는 보이지 않는 낙인이 찍히게 된다는 점입니다. "쟤는 캠프 다녀온 애야", "쟤는 다른 부대에서 넘어온 애야"라는 시선은, 도움을 받고 돌아온 장병은 다시 부대에 건강하게 적응하는 것을 가로막는 너무나 높은 벽이 됩니다. 선의의 지원이 오히려 회복의 길을 막는 족쇄가 될 수 있는 안타까운 현실입니다.

■ 약물, 열외, 그리고 고립의 악순환

정신과적 어려움이 깊어 약물 치료를 받게 되는 경우, 또 다른 현실적인 벽에 부딪힙니다. 정신과 약물은 때로 졸음이나 피로감, 집중력 저하와 같은 부작용을 동반합니다. 이는 안전이 중요한 군 복무 환경에서 해당 장병이 훈련이나 근무에서 열외될 수밖에 없는 상황으로 이어집니다. 문제는 여기서부터 시작됩니다. 함께 땀 흘리고 경계 서야 할 동료가 계속해서 열외되는 모습을 보며, 다른 장병들은 열외되는 동료를 "꾀병 부린다", "편하려고 한다"고 오해하거나 노골적으로 비난하기 시작합니다. 결국 약물 부작용으로 힘든 장병은 동료들의 따가운 시선과 배척 속에서 더욱 깊은 고립감과 좌절감을 느끼게 되고, "어차피 나는 안 돼"라며 모든 것을 포기해 버리는 악순환에 빠지게 되는 것입니다. 필요한 치료조차 오히려 독이 되는 역설적인 상황이 발생하는 것입니다.

■ 지휘관의 숨겨진 속앓이

왜 부대에서는 어려움을 겪는 병사를 끝까지 품고 적응시키기보다, 서둘러 정신과 진료를 받게 하고 현부심 절차를 밟으려는 경향이 나타나는 걸까요? 그 이면에는 일선 지휘관들이 겪는 엄청난 압박감이 숨어 있습니다. 만약 어려움을 겪던 병사로 인해 예기치 못한 사고라도 발생하게 되면, 그 결과는 상상을 초월합니다. 언론과 여론의 집중포화 속에서 지휘관은 모든 비난의 표적이 되고, 그간의 노력이나 불가피했던 상황은 고려되지 않은 채 무능하고 책임감 없는 지휘관으로 낙인찍히기 일쑤입니다. 이는 단순히 심리적인 고통을 넘어, 진급 등 자신의 군 경력 전체를 좌우하는 치명적인 불이익으로 이어집니다. 이러한 현실은 일선 지휘관들에게 엄청난 심리적 압박으로 작용합니다. 한 명의 병사로 인해 부대 전체가 위험에 처하거나 사고가 발생했을 때, 그 모든 책임과 비난이 지휘관 개인에게 집중되는 경험은, 설령 최선을 다했다 할지라도 감당하기 어려운 무게입니다. 진급 등 자신의 군 생활 전체에 영향을 미칠 수 있다는 두려움 속에서, 어려움을 겪는 병사를 끝까지 품고 적응시키려는 노력보다는, 어쩌면 현부심을 통해 안전하게 내보내는 것이 지휘관 개인의 입장에서는 더 합리적인 선택처럼 느껴질 수 있는 안타까운 구조가 형성되는 것입니다.

■ **암묵적인 이해관계?**

군 생활에 어려움을 겪거나 빨리 벗어나고 싶은 병사의 입장에서도, 이러한 빠른 절차가 내심 반가울 수도 있다는 점은 문제를 더욱 복잡하게 만듭니다. 지휘관의 부담 경감과 병사의 조기 전역 희망이 맞아떨어지면서, 제도가 본래의 취지와 다르게 운영될 여지가 생기는 것입니다.

■ **제도 악용 가능성과 심각한 신뢰 훼손**

안타깝게도, 일부 병사들이 고의적인 문제 행동을 통해 소위 관심병사로 분류되어 군 복무를 피하기 위해 의도적으로 제도를 이용하려는 시도가 있다는 지적은 꾸준히 제기되어 왔습니다. 최근 감사원의 병무청 감사 결과(2024.6.8. 이데일리 보도 등)는 이러한 우려가 단순한 기우가 아님을 보여 주며 더 큰 충격을 안겨 주었습니다. 2020년부터 3년간 정신질환 사유로 현부심을 통해 조기 전역한 인원 중 상당수, 무려 73%에 달하는 5천여 명이 병역 의무를 감면받기 위해 속임수를 썼을 가능성이 있다는 지적이 제기된 것입니다. 감사원은 이 인원들 중 상당수가 전역 후 운전면허를 보유하고 있거나, 정신질환이 있다면 취득하기 어려운 자격증을 따거나, 혹은 필수적인 정신과 치료를 중단한 정황 등을 근거로 제시했습니다. 이는 군 복무가 어렵다고 판단된 이들이 실제로는 사회에서 정상적인 생활을 영위하고 있을 가능성을 시사하며, 제도의 허점을 악용하는 사례가 심각한 수준일 수 있음을 보여 줍니다. 이러한 사례들은 제도의 신뢰를 근본적으로 훼손하며, 정말 도움이 절실한 이들마저 부당한 의심을 받게 만드는 매우 심각한 부작용을 낳습니다. 철저한 조사와 객관적인 평가 시스템 마련이 그 어느 때보다 시급합니다.

■ 사회의 역할과 책임

여기에는 우리 사회의 시선도 중요한 역할을 합니다. 물론 사건 사고 발생 시 철저한 원인 규명과 책임 소재를 밝히는 것은 당연하지만, 때로는 모든 책임을 지휘관 개인이나 군 전체에 돌리는 지나친 비난 여론은 오히려 지휘관들을 위축시키며, 어려움을 겪는 병사에게 손 내밀기보다 문제를 회피하도록 내몰 수 있습니다. 진정으로 건강한 군대를 원한다면, 문제 발생 시 무조건적인 비난보다는 근본적인 원인 해결과 재발 방지를 위한 시스템 개선에 함께 지혜를 모으는 성숙한 자세가 필요합니다.

정신과 진료 기록 확보 경쟁? 본래 목적 상실의 위험

회전문 가설과 여러 논란, 특히 제도 악용에 대한 심각한 감사 결과 속에서 우리가 가장 마음 아프게 바라봐야 할 지점은, 현부심 절차가 어쩌면 본래의 의미를 잃고 누가 더 확실한 자료(자살이나 자해 시도 이력, 치료 기록 등)를 갖추는가의 경쟁처럼 비칠 수 있다는 점입니다. 장병은 고통에서 벗어나기 위해, 또는 일부의 경우 복무를 회피하기 위해, 부대는 관리의 부담과 사고 책임에 대한 두려움을 덜기 위해,

복무 부적합이라는 결과를 얻어 내기 위한 과정에 집중하게 될 때, 그 과정에서 정말 중요했던 사람과 치유, 그리고 공정한 병역 이행이라는 가치는 뒷전으로 밀려날 수 있습니다.

특히 약물 복용과 근무 열외가 오히려 낙인과 고립을 심화시키는 악순환을 낳는 현실은, 단순히 정신과 진료 기록을 확보하고 약을 처방하는 것만으로는 근본적인 해결이 어렵다는 것을 명백히 보여 줍니다. 또한, 감사원의 지적처럼 제도의 허점을 이용한 병역 면탈 시도가 만연할 수 있다는 점은, 정신건강 서비스가 단순히 행정적 도구로 전락하는 것을 넘어 병역 의무의 공정성마저 위협할 수 있음을 경고합니다. 관리와 판정에 무게 중심이 쏠리면서, 우리가 정말 놓치지 말아야 할 돌봄과 회복, 성실 복무의 가치가 희미해지는 것은 아닌지 깊이 성찰해야 합니다. 또한, 한 명의 병사를 조기 전역시키는 과정과 이후 대체 인력을 충원하고 교육하는 데 따르는 사회적, 경제적 비용 역시 결코 적지 않다는 점도 고려해야 합니다. 인구 절벽으로 입대 자원 자체가 부족한 상황에서, 복무 중 이탈 인원까지 계속 발생한다면 심각한 병력 부족과 군 전력 약화로 이어질 것이라는 우려의 목소리가 나오는 것은 당연합니다.

개선 방향 - 신뢰 회복과 진정한 회복을 향하여

이처럼 복잡하게 얽힌 현부심 제도의 실타래를 풀고, 다시금 본래의 따뜻한 목적을 회복하며 동시에 제도의 신뢰를 바로 세우기 위해서는 몇 가지 중요한 발걸음이 필요합니다. 이는 단순히 제도를 개선하는 것을 넘어, 군 문화 자체의 변화, 특히 어려움을 겪는 병사를 대하는 우리의 시선과 태도의 변화, 지휘관에게 가해지는 과도한 책임 부담 완화, 그리고 병역 이행의 공정성을 확보하려는 단호한 노력을 요구합니다. 국회나 관련 연구기관에서도 이러한 개선 방향에 대한 논의가 활발히 이루어지고 있습니다.

- **더 투명하고 엄정한 심사**

심사 기준을 보다 명확히 하고, 정신건강 전문가와 더불어 병역 이행의 공정성을 담보할 수 있는 객관적인 평가 시스템을 강화해야 합니다. 특히 감사원에서 지적된 문제들을 해소하기 위해, 심사 과정의 투명성을 높이고, 필요하다면 전역 후 상태를 확인할 수 있는 제도적 보완 장치 마련도 검토해야 할 것입니다. 왜 이런 결과가 나왔는지 알 수 있도록 과정을 투명하게 공개하고, 결과에 이의를 제기할 수 있는 길을 넓혀 억울함이 남지 않도록 해야 합니다.

■ 진단 너머의 객관적 평가 노력

단순히 진단명이나 진료 횟수에 의존하기보다, 한 사람의 실제 기능 수준과 어려움을 입체적이고 객관적으로 평가하려는 노력이 필요합니다. 병영생활전문상담관, 군의관, 병역심사관리대장의 깊이 있는 상담 소견, 세심한 평가 결과 등을 존중하되, 악용 가능성을 차단하기 위한 교차 검증 및 다각적인 정보 수집 노력이 병행되어야 합니다.

■ 어떻게 도울 것인가?와 어떻게 함께 갈 것인가?의 균형

지휘관이 사고에 대한 과도한 부담감 때문에 현부심을 서두르지 않도록, 지휘 부담을 분산시키고 실질적인 지원 시스템(예: 전문가의 적극적인 개입 지원, 동료 지원 프로그램 활성화 등)을 강화해야 합니다. 현부심 신청 전에 부대 차원의 지원 노력이 있었는지 확인하는 것을 넘어, 그 노력이 진정으로 병사의 회복과 적응을 향했는지 돌아봐야 합니다. 조금 다르거나 적응에 어려움을 보이는 병사가 있을 때, '문제가 있다'고 섣불리 판단하여 바로 정신과에 데려가 약물 복용을 권하고 현부심 절차를 서두르는 것이 능사가 아닙니다. 우선 해당 병사가 왜 힘들어하는지, 어떤 특성을 가지고 있는지 이해하려 노력하고, 어려움을 극복하고 군 생활에 적응할 수 있도록 구체적인 도움(예: 맞춤

형 교육, 점진적인 임무 부여, 작은 성공 경험 제공 등)을 주는 것이 우선되어야 합니다.

또한, 해당 병사의 특성이나 어려움을 주변 동료들에게 조심스럽게 설명해 주어(물론 비밀 보장의 원칙 안에서) 오해를 줄이고 이해와 배려 속에서 함께 생활할 수 있도록 돕는 지혜가 필요합니다. 무엇보다 중요한 것은, 병사의 이야기에 진심으로 귀 기울여 주는 것입니다. 동시에, 이러한 지원 노력이 병역 면탈을 위한 수단으로 악용되지 않도록, 객관적인 복무 태도 평가와 공정한 기준 적용이 반드시 뒷받침되어야 합니다.

■ 떠나는 이의 손을 잡아 주는 일, 그리고 사회적 책임

현부심으로 군을 떠나게 되더라도, 그것이 끝이 아님을 알려 주어야 합니다. 사회에 잘 복귀하여 다시 일어설 수 있도록, 제대군인지원센터나 지역 정신건강 서비스와의 연계를 통해 상담, 취업 지원 등 필요한 도움을 받을 수 있도록 세심하게 연결해 주어야 한다는 목소리가 커지고 있습니다. 부적합이라는 글자 뒤에 가려진 한 사람의 가능성을 믿고 지지하는 것, 이 또한 우리의 책임입니다. 다만, 제도의 허점을 이용한 경우에 대해서는 엄정한 법적, 사회적 책임을 묻는 시스템 또한 필요할 것입니다.

현부심 최소화를 위한 방안 - 예방 및 조기 개입 시스템 강화 필요성

하지만 무엇보다 중요한 것은, 현부심이라는 문 앞에 서는 장병들의 수를 줄여 나가는 노력입니다. 이는 튼튼한 예방과 따뜻한 조기 개입 시스템, 그리고 서로를 보듬는 문화를 통해 가능합니다.

- **입대 전, 더 세심하고 정확한 살핌**

군 생활이 너무나 힘겨울 것으로 예상되는 청년들, 특히 자신의 어려움을 미처 알지 못하는 이들을 입대 전에 더 책임감 있고 정확하게 살펴보는 시스템이 필요합니다. 단순히 숫자를 채우는 것을 넘어, 한 사람 한 사람의 가능성과 한계를 신중히 고려하고, 악용 가능성을 최소화할 수 있는 정교한 검증 절차가 요구됩니다.

- **첫걸음, 따뜻한 동행과 객관적 관찰**

낯선 군 생활을 시작하는 신병 교육 기간 동안, 마음의 어려움을 조기에 발견하고 보듬어 주는 것이 중요합니다. 형식적인 검진을 넘어 진심으로 마음을 나누는 상담, 힘들어하는 이들에게는 잠시 멈춰 설 기회를 주는 배려(귀가 조치 등)가 필요합니다. 동시에, 객관적인 관찰을 통해 적응 과정을 평가하는 노력도 필요합니다.

- **마음의 문턱 낮추기, 그리고 지혜로운 도움과 분별**

병영생활전문상담관들이 제 역할을 다할 수 있도록 지원하고, 누구나 편안하게 찾아와 속마음을 터놓을 수 있는 분위기를 만들어야 합니다. 힘들 때 기댈 수 있는 어깨가 있다는 믿음은, 문제가 더 커지기 전에 막을 수 있는 가장 좋은 예방책입니다. 특히 약물치료와 근무 열외가 가져올 수 있는 부작용과 악순환의 고리를 이해하고, 상담을 통해 근본적인 어려움을 해결하고 공동체 안에서 다시 설 수 있도록 돕는 지혜로운 접근이 중요합니다. 물론, 도움이 필요한 경우와 제도를 악용하려는 경우를 분별하는 전문적인 시각과 시스템 또한 갖추어야 합니다.

- **서로를 지키는 문화, 그리고 책임감 있는 공동체**

정신적인 어려움이 나약함이 아니라 도움이 필요한 신호임을 모두가 이해하고, 힘들어하는 전우의 손을 잡아 주는 문화를 만들어야 합니다. 보듭말처럼, 서로를 살피고, 들어 주고, 함께 전문가를 찾아가는 따뜻한 관심이 군 전체를 더 건강하게 만들 것입니다. 캠프를 다녀오거나 약을 먹는 동료를, 혹은 조금 느리거나 다른 방식으로 생각하는 동료를 배척하는 것이 아니라, 동료의 회복 과정을 지지하고 함께하려는 성숙한 자세가 필요합니다. 지휘관과 간부들은 이러한 이해와 배려의 문화를 만드는 데 앞장서야 합니다. 동시에, 병역의무를 성실히 이행하는 문화와 공정한 시스템에 대한 신뢰를 지키는 것 또한 공동체의 중요한 책임입니다.

궁극적 대안 - 신뢰와 치유가 공존하는 시스템으로의 전환

현부심 제도는 어쩌면 우리 군 정신건강 시스템이 아직 해결하지 못한 숙제의 결과일지도 모릅니다. 감사원의 지적처럼 제도의 신뢰성에 심각한 의문이 제기된 지금, 진정한 해답은 문제가 생긴 뒤에 서둘러 내보내는 것이 아니라, 애초에 어려움을 겪지 않도록 예방하고, 혹시 어려움이 찾아오더라도 좌절하지 않고 공동체 안에서 다시 일어설 수 있도록 돕는 치유와 회복 중심으로 우리의 생각과 시스템을 바꾸는 데 있습니다. 동시에, 병역 의무의 공정성을 훼손하는 행위에 대해서는 엄정하게 대처하여 제도의 신뢰를 회복해야 합니다. 이는 조금 느리거나 다른 병사가 있을 때, 해당 병사를 문제아로 낙인찍고 배제하는 대신, 병사의 특성을 이해하고 동료들에게 설명해 주며 함께 가는 방법을 찾아가는 노력입니다.

지휘관이 과도한 책임의 무게에 짓눌려 쉬운 길을 택하도록 내몰리지 않도록, 시스템적인 지원과 사회적인 이해가 필요합니다. 정신과 약물이나 근무 열외가 때로는 필요할 수 있지만, 그것이 고립과 포기, 혹은 악용으로 이어지지 않도록 세심하게 살피고, 궁극적으로는 상담과 교육, 따뜻한 관계 속에서 스스로 어려움을 극복할 힘을 키워 주는 방향으로 나아가야 합니다. 군은 간부들이 민원에 흔들리지 않고 소신껏 병력을 관리할 수 있는 체계를 마련하고, 단순히 문제를 회피하기보다 강한 군대를 만드는 본연의 목표에 집중해야 한다는 제언도 귀담아들을 필요가 있습니다.

이는 단순히 제도를 고치는 문제를 넘어섭니다. 장병 한 사람 한 사람의 마음을 헤아리고, 힘들 때 기댈 수 있으며, 넘어져도 다시 일어설 수 있다는 믿음을 주는 군대, 그리고 병역 이행의 공정성이 지켜지는 군대. 그런 군대를 향한 우리의 진심 어린 노력과 냉철한 시스템 개선이 필요합니다. 현부심이라는 이름이 점차 낯설어지는 날, 그것은 아마도 우리 군이 관리와 선별의 딜레마를 넘어 진정한 치유 공동체이자 신뢰받는 조직으로 나아가고 있다는 가장 아름다운 증거가 될 것입니다.

이제, 그 희망을 향한 구체적인 여정, 예방에서 회복까지 우리 군이 나아가야 할 길을 다음 마지막 장에서 함께 그려 보고자 합니다.

제13장

예방에서 회복까지
- 통합적 군 정신건강 시스템 구축

 앞선 장들에서 우리는 대한민국 군대가 마주한 정신건강 문제의 현주소와 그간의 발자취를 따라가 보았습니다. 그 여정은 분명, 외면할 수 없는 아픔과 깊은 성찰을 요구하는 시간이었습니다. 충격적인 사건 뒤에 서둘러 내놓았던 대책들, 관리라는 이름 아래 어쩌면 더 차가운 상처를 남겼을지도 모르는 접근 방식은 이제 그 힘을 잃어 가고 있음을 느낍니다. 해마다 너무나 많은 푸른 청춘이 마음의 무게를 이기지 못해 군복을 벗고, 때로는 영원히 돌아올 수 없는 슬픔으로 남겨지는 현실 앞에서, 우리는 더 이상 과거에 머무를 수 없습니다. 이제는 문제를 찾아 관리하는 날카로운 시선을 거두고, 군대에 발을 들인 모든 장병, 그 한 사람, 한 사람의 마음결을 먼저 살피고 보듬는, 따뜻하고 통합적인 시스템으로 나아가야 할 때입니다.
 그러나 우리가 꿈꾸는 이상적인 길을 걸어가기에 앞서, 발 딛고 선

현실의 무게 또한 외면할 수는 없습니다. 숨 가쁘게 떨어지는 출산율은 미래의 병역 자원을 마르게 하고 있고, 이는 군의 존립 자체를 위협하는 거대한 그림자입니다. 부족한 병력을 채우기 위해 문턱을 낮추면서 다양한 사연과 어려움을 안은 청년들이 군대에 들어오고, 이는 현장의 지휘관과 간부들에게 더 큰 책임과 부담으로 다가옵니다. 여기에 병사들의 삶을 위한 월급 인상은 반가운 소식이지만, 역설적으로 간부라는 길의 매력을 상대적으로 떨어뜨려, 이 어려운 시기를 함께 헤쳐 나가야 할 훌륭한 리더들을 확보하고 지키는 일마저 힘겹게 만들고 있습니다. 병력은 줄고 어려움은 늘어나는데, 그 짐을 나눠 질 어깨마저 부족해지는, 참으로 아슬아슬한 현실입니다.

이렇게 팍팍한 현실을 모른 척하며 그저 아름다운 청사진만을 그릴 수는 없습니다. 이 장에서는 이 모든 어려움과 한계를 가슴에 안고서도, 우리가 나아갈 수 있는 최선의 길, 즉 예방이라는 씨앗을 뿌리는 일부터, 싹이 틀 때 정성껏 돌보는 조기 개입, 과학의 지혜로 상처를 치유하는 과정, 그리고 군문을 나선 후의 삶까지 따뜻하게 연결하는 통합적 군 정신건강 시스템을 어떻게 만들어 갈 수 있을지 함께 고민하고자 합니다. 단순히 무엇을 할까를 넘어, 이 눈물겨운 현실 속에서 우리가 진정으로 할 수 있는 일, 또 해야만 하는 일은 무엇일까를 치열하게 묻고 답해야 할 시간입니다.

패러다임 전환의 필요성 - 문제병사 관리에서 모든 장병의 정신건강 증진으로

지금까지 우리 군의 눈길은 주로 복무에 어려움을 느끼거나 사고 위험이 높아 보이는 이들을 어떻게 관리할 것인가에 쏠려 있었습니다. 과거 관심병사로 불리던 그 이름이 이제 도움병사, 배려병사로 바뀌었지만, 이름표가 달라졌다고 해서 현장의 냉정한 시선이나 당사자가 느끼는 무게감까지 쉬이 변했다고 말하기는 어렵습니다. 여전히 특정 병사를 관리 대상으로 여기는 분위기는 존재하고, 이는 보이지 않는 벽이 되어 오히려 당사자들을 고립시키고 필요한 도움마저 가로막을 수 있습니다. 어떤 이름으로 불리든, 문제가 수면 위로 떠오른 뒤에야 움직이는 방식은 예방과는 거리가 멀고, 소수의 어려움에 집중하는 사이 대다수 장병의 평범한 마음의 그늘은 충분히 헤아리지 못했을 수 있습니다.

이제는 우리의 마음가짐부터 바꿔야 합니다. 마음의 힘듦은 유난히 약하거나 특별한 누군가에게만 찾아오는 시련이 아니라, 군대라는 낯설고 고된 환경 속에서는 누구라도 마주할 수 있는 삶의 한 부분임을 깊이 받아들여야 합니다. 군 정신건강 시스템의 목표는 더 이상 어려움을 겪는 장병을 분류하고 통제하는 것이어서는 안 됩니다. 모든 장병이 군 생활이라는 인생의 한 시절을 건강하게 통과하며 마음의 평온을 지키고, 저마다 가진 빛깔대로 성장할 수 있도록 돕는 정신건강 증진에 그 마음을 두어야 합니다. 이는 단지 듣기 좋은 말이 아니라, 우리가 앞으로 만들어 갈 새로운 시스템이 뛰어야 할 심장입니다.

예방 시스템 강화 - 건강한 시작과 성장을 위한 첫걸음

마음 건강을 위한 따뜻한 시스템은 튼튼한 예방이라는 주춧돌 위에서 시작됩니다. 아픔이 싹트기 전에 그늘을 보듬고 마음의 힘을 북돋아 주는 것, 그것이 가장 인간적이고 지혜로운 돌봄일 것입니다.

■ 더 세심한 입대 전 준비와 연계

군 생활이라는 문턱을 넘기 전부터 더 따뜻한 관심과 배려가 필요합니다. 지금의 병역판정검사가 혹시 놓치고 있는 마음의 어려움은 없는지, 특히 인지적인 어려움이나 정신건강의 여린 부분을 가진 청년들을 더욱 세심하게 살피고 청년들의 목소리에 귀 기울여야 합니다. 단순히 신체 조건만이 아니라 마음의 준비 상태까지 헤아려, 필요하다면 군 복무가 아닌 다른 길을 함께 찾아 주거나, 입영 전에 필요한 지원을 따뜻하게 연결해 주는 노력이 필요합니다. 누구를 걸러 낼까가 아니라, 한 사람, 한 사람에게 가장 좋은 길이 무엇일까를 함께 고민하는 마음이 중요합니다.

■ 가슴에 와닿는 군 생활 적응 교육

신병 교육 기간 동안 이루어지는 정신건강 교육이 딱딱한 강의나 정보 전달에 그쳐서는 안 됩니다. 앞으로 마주할 군 생활의 어려움들을 미리 함께 헤아려 보고, 밀려오는 스트레스를 지혜롭게 다스리는 법, 동료들과 마음을 열고 서로에게 힘이 되어 주는 관계를 맺는 법, 힘들 때 어디에 어떻게 기댈 수 있는지(병영생활전문상담관, 국방헬프콜 등)를 구체적이고 따뜻하게 안내해야 합니다. 마치 낯선 여행길에 오르는 이에게 다정한 길잡이가 되어 주듯, 든든한 마음의 준비를 돕는 소중한 시간이 되어야 합니다.

■ 마음의 근육 키우기, 회복탄력성 증진

살면서 힘든 순간은 누구에게나 찾아오지만, 그 어려움 속에서도 다시 일어설 수 있는 마음의 힘, 회복탄력성은 우리 안의 보석과 같습니다. 군 생활이라는 특별한 경험 속에서 장병들이 긍정적인 마음, 자신에 대한 믿음, 어려움을 헤쳐 나갈 지혜, 그리고 서로에게 기댈 수 있는 관계의 따뜻함을 배우고 키울 수 있도록 도와야 합니다. 이는 정신력이라는 이름으로 억지로 밀어붙이는 것이 아니라, 과학적인 이해를 바탕으로 마음의 근육을 부드럽게 단련시켜 스스로 시련을 이겨 낼 힘을 길러 주는 과정입니다.

조기 발견 및 개입 활성화 - 마음의 신호를 놓치지 않기

아무리 애써 예방하려 해도 마음이 힘든 순간은 예고 없이 찾아올 수 있습니다. 중요한 것은 그 작은 신호들을 놓치지 않고 제때 알아차려, 따뜻한 손길을 내미는 것입니다. 마음의 골든타임을 지키는 것이야말로 더 깊은 상처를 막는 길입니다.

■ 형식적인 검진을 넘어 진심 어린 관심으로

해마다 치르는 정신건강 검진이 그저 통과의례가 되지 않도록, 그 의미와 방식을 다시금 되돌아보아야 합니다. 믿을 수 있는 방법으로 마음 상태를 살피되, 그 결과는 소중히 지켜 주어야 합니다. 무엇보다 검진 결과 마음 한구석에 그늘이 엿보이는 장병에게는 반드시 전문가(병영생활전문상담관, 군의관)가 직접 만나 따뜻하게 이야기를 들어 주고, 필요한 도움으로 이어 주는 진심 어린 관심과 후속 조치가 필요합니다. 이때, 도움이 필요하다는 사실이 알려지는 것이 과거 관심병사 시절처럼 또 다른 부담이나 낙인이 되지 않을까 하는 장병들의 불안감을 깊이 헤아려야 합니다. 도움병사, 배려병사라는 이름으로 바뀌었다 해도, 현장에서 느끼는 시선에 대한 걱정은 여전할 수 있습니다. 그렇기에 단순히 문제를 찾아내는 것을 넘어, 도움을 받는 과정이 안전하고 존중받는 경험이 될 것이라는 믿음을 주는 것이 무엇보다 중요합니다.

■ 가장 가까운 안전망, 동료의 힘

매일 얼굴을 마주하고 함께 숨 쉬는 동료만큼 서로의 미묘한 변화를 잘 알아챌 수 있는 이는 없습니다. 서로에게 무심한 대신, 작은 관심을 기울이고 힘든 일이 있을 때 기꺼이 등을 토닥여 주는 따뜻한 전우애가 숨 쉬는 병영을 만들어가야 합니다. 배틀 버디처럼 서로를 살뜰히 챙겨 주는 문화를 만들고, 보고, 듣고, 말하기의 약속처럼, 힘들어하는 동료를 발견하면 다가가 귀 기울여 주고, 혼자 버거워하면 함께 도움의 문을 두드릴 수 있도록 격려하는 마음들이 모여 든든한 울타리가 될 것입니다.

■ 지휘관의 따뜻한 시선과 이해

부대를 이끄는 지휘관의 마음과 역할은 무엇보다 중요합니다. 병사들의 표정과 마음 상태에 늘 관심을 기울이고, 장병의 이야기에 진심으로 귀 기울일 줄 아는 따뜻한 리더십이 필요합니다. 이를 위해 지휘관이 되는 과정에서부터 마음의 어려움이 어떤 모습으로 다가오는지, 어떻게 따뜻하게 다가가야 하는지, 어떤 도움을 줄 수 있는지를 깊이 배우고 익혀야 합니다. 지휘관의 진심 어린 이해와 관심이 한 병사의 삶을 일으켜 세울 수도 있습니다.

근거 기반 심리치료 접근성 확대 - 마음에 힘이 되는 치유의 경험

마음이 아픈 장병에게 진정으로 필요한 것은 막연한 위로나 섣부른 판단이 아니라, 실제로 긍정적인 변화를 가져올 수 있는 전문적인 도움입니다. 과학적으로 증명된 근거 기반 심리치료를 통해, 장병들이 고통을 딛고 스스로 성장하는 힘을 얻도록 도와야 합니다.

■ 검증된 치유 프로그램 활용

앞선 장들에서 계속 이야기했듯이, 인지행동치료(CBT)는 우울, 불안, 트라우마와 같은 다양한 마음의 아픔에 효과가 확인된 소중한 치유의 도구입니다. 이 외에도 수용전념치료(ACT), 변증법적 행동치료(DBT)처럼 그 효과가 검증된 여러 심리치료 기법들을 우리 군의 현실에 맞게 잘 다듬어, 장병들이 필요할 때 언제든 도움받을 수 있도록 해야 합니다.

■ 따뜻하고 전문적인 상담사의 역할

궁극적으로 장병들의 마음을 움직이는 것은 상담사의 전문성과 따뜻함입니다. 이를 위해 상담관들은 직장 내 괴롭힘, 성 관련 문제, 중독 등 복잡하고 민감한 사안에도 대응할 수 있도록 관련된 역량을 끊임없이 키워야 합니다. 동시에, 어떤 상황에서도 장병의 편에서 깊이 공감하는 따뜻한 마음을 잃지 않는 것 또한 중요합니다.

■ 도움의 문턱 낮추기

아무리 좋은 약이라도 손이 닿지 않으면 소용이 없습니다. 상담을 받기 위해 먼 길을 가거나 복잡한 절차에 마음이 지치지 않도록, 필요하다면 온라인 같은 편안한 방식으로도 만날 수 있어야 합니다. 누구나 마음이 힘들 때 망설임 없이, 그리고 편안하게 도움의 손길을 잡을 수 있도록 문턱을 낮추는 노력이 중요합니다.

약물 치료의 적절한 활용 - 마음 돌봄의 균형 찾기

심리치료의 소중함을 이야기하는 것이 약물 치료의 필요성을 부정하는 것은 결코 아닙니다. 때로는 마음의 고통이 너무 깊어 약물의 도움이 절실할 때가 있습니다. 조현병이나 심한 우울증처럼, 약물은 때로 견디기 힘든 파도를 잠재워 주고, 다시 숨을 고르며 일어설 힘을 주는 중요한 디딤돌이 될 수 있습니다.

하지만 약이 모든 아픔을 해결해 줄 수는 없습니다. 특히 군 생활의 스트레스나 관계의 어려움처럼 마음을 둘러싼 환경의 영향이 클 때는, 약물만으로는 근본적인 변화를 이끌어 내기 어렵습니다. 약에 기대는 것과 더불어, 자신의 마음을 찬찬히 들여다보고 생각과 행동의 습관을 조금씩 바꾸어 나가는 심리치료의 과정이 함께할 때, 우리는 더 깊고 단단한 회복을 기대할 수 있습니다. 정신과 의사와 상담 전문가가 서로 존중하며 긴밀히 소통하고, 한 사람 한 사람에게 가장 알맞은 도움

(약물과 상담의 조화)이 무엇일지 함께 고민하며 최선의 길을 찾아가는 따뜻한 동행이 필요합니다.

치료 연속성 보장 - 군 안팎을 잇는, 끊김 없는 마음 돌봄

마음의 회복은 종종 긴 시간이 필요한 여정입니다. 군 복무 중에 시작된 소중한 돌봄이 부대를 옮기거나 사회로 돌아간 후에도 갑자기 끊어지지 않도록, 세심하게 마음을 쓰고 지원하는 노력이 필요합니다.

- **군 안팎의 협력 강화**

군 병원, 민간 병원, 병영생활전문상담관 사이의 벽을 허물고 더 긴밀하게 소통하며 협력해야 합니다. 장병이 어디에 있든, 그간의 치료 과정을 존중받으며 다음 단계의 도움을 자연스럽게 이어받을 수 있도록, 따뜻한 정보 공유와 연계 시스템을 만들어야 합니다. 특히 전역을 앞둔 장병에게는 사회에서 기댈 수 있는 곳(정신건강복지센터, 다른 상담 관련 기관 등)을 미리 알려 주고 다리를 놓아 주는 세심한 배려가 중요합니다.

■ 사회로의 발걸음 지원

군 생활 동안 마음의 어려움을 겪었던 장병들이 건강하게 사회로 돌아가 다시 자신의 삶을 아름답게 가꾸어 갈 수 있도록 돕는 일 또한 우리의 몫입니다. 필요한 상담이나 재활 프로그램을 지원하고, 학업이나 직업을 찾는 과정에서 부딪히는 어려움에 함께 귀 기울여 주는 등, 제대군인지원센터와 같은 기관들과 손잡고 장병들의 새로운 출발을 진심으로 응원해야 합니다.

군 정신건강 시스템 구축의 경제적 효과 재강조
- 가장 귀한 것에 대한 투자, 그리고 현실적 과제

마지막으로, 이렇게 모든 장병의 마음 건강을 세심하게 살피고 돌보는 통합적인 시스템을 만드는 것이 결코 헛된 일이 아님을, 오히려 가장 현명하고 값진 투자임을 다시 한번 강조하고 싶습니다. 서론에서 잠시 언급했던 『Thrive』의 이야기처럼, 사람의 마음에 정성을 쏟는 것은 단순히 비용을 쓰는 차원을 넘어, 헤아릴 수 없는 가치를 창출하는 일입니다. 아픔을 보듬고 잠재력을 꽃피우는 투자는 결국 우리 사회 전체를 더 건강하고 따뜻하게 만드는 힘이 됩니다.

군대라는 특별한 공간에 이 지혜를 적용해 본다면, 예방과 조기 개입, 따뜻하고 전문적인 심리치료에 대한 투자는 돈으로 환산할 수 없는, 다음과 같은 소중한 결실을 맺게 할 것입니다.

첫째, 복무 부적응이라는 안타까운 이유로 군 생활을 중도에 포기하는 젊음(귀가, 조기 전역)을 줄여, 귀한 인적 자원의 손실을 막고 불필요한 사회적 비용을 절감할 수 있습니다.

둘째, 정신과 진료를 위해 소모되던 많은 시간과 노력을 아끼고, 마음의 문제가 몸의 아픔으로 이어져 불필요한 의료 이용을 늘리는 일을 줄일 수 있습니다.

셋째, 마음이 건강한 장병들은 훈련과 임무에 더욱 즐겁게 임하고, 동료들과 서로에게 든든한 버팀목이 되어 주며, 이는 결국 부대 전체의 밝은 분위기와 강한 힘으로 이어질 것입니다.

넷째, 특히 우리 군의 기둥인 간부들이 마음의 어려움으로 무너지지 않도록 붙잡아 주는 것은, 숙련된 리더를 지키고 군의 튼튼한 미래를 가꾸는 가장 확실한 투자입니다.

그러나 이러한 희망적인 비전과 약속에도 불구하고, 우리가 마주한 현실의 벽이 결코 낮지 않음을 잊어서는 안 됩니다. 저출산의 그늘은 점점 더 짙어지고, 병사들의 처우 개선이라는 반가운 변화 뒤편에서는 간부들의 어깨가 더욱 무거워지고 있습니다. 우수한 인재들이 간부의 길을 망설이게 되는 현실은, 우리가 꿈꾸는 건강한 군대를 만드는 일

자체를 위협하는 근본적인 문제입니다. 아무리 좋은 정신건강 시스템을 설계한다 해도, 그 시스템을 움직일 따뜻한 마음과 손길(간부, 상담관, 의료진)이 부족하거나, 현장의 리더들이 과도한 짐에 눌려 소진된다면 그 빛은 바랠 수밖에 없습니다.

따라서 예방에서 회복까지, 모든 장병의 마음을 아우르는 통합적 군 정신건강 시스템 구축은 더 이상 미룰 수 없는 시대적 과제임과 동시에, 저출산과 인력 구조 변화라는 거대한 파도에 맞서 군의 지속 가능성을 확보하기 위한 노력과 반드시 함께 가야 합니다. 정신건강 지원 강화와 더불어, 간부들의 처우 개선과 복지 향상, 군 복무 환경의 매력도를 높이기 위한 근본적인 대책 마련이 병행되지 않는다면, 우리는 또다시 밑 빠진 독에 물 붓는 상황에 처할지도 모릅니다.

결론:
마음을 보듬는 가장 확실한 투자

이 책은 지금 대한민국 군대가 마주하고 있는 마음의 문제, 그 복잡하고 깊은 현실을 함께 들여다보며 시작했습니다. 병영 안팎의 환경 변화와 제도적 한계 속에서 힘겨워하는 장병들의 침묵의 외침을 따라가면서, 우리는 이 문제가 단순히 몇몇 개인의 어려움을 넘어 군 전체의 건강함, 나아가 국가 안보와 우리 사회의 미래에까지 맞닿아 있는 핵심적인 과제임을 깨닫게 되었습니다. 이제 이 책의 여정을 마무리하며, 군 정신건강 문제 해결이 왜 그토록 시급하고 중요한지 다시 한 번 마음에 새기고, 차가운 관리의 시선을 넘어 따뜻한 치유의 손길로 나아가는 길의 필요성과 그 희망의 씨앗을 이야기하고자 합니다.

군 정신건강 문제 해결의 시급성 재확인

- 한 사람의 고통에서 우리 모두의 안녕으로

　책의 제1부에서는 군복 입은 청춘들이 겪는 다양한 마음의 고통들을 하나하나 조심스럽게 살펴보았습니다. 외로움과 소외감 속에서 길을 잃는 관계의 어려움, 깊은 절망으로 가라앉는 우울의 그늘, 숨 막히는 불안과 공황의 순간들, 방황하는 청춘의 품행 문제와 스스로를 향하는 아픔, 그리고 남들이 쉽게 가는 길을 따라가기 벅찬 인지적 어려움과 이 모든 무게를 짊어진 간부들의 스트레스까지. 제2부에서는 이러한 아픔들이 모여 우리 군 전체에 어떤 그림자를 드리우고 있는지 통계와 데이터를 통해 그 현실을 마주했습니다. 해마다 수많은 젊음이 마음의 상처로 군복을 벗어야 하고, 도움의 손길을 찾아 군 병원과 민간 병원을 오가며, 안타깝게도 스스로 생을 마감하는 비극이 끊이지 않는 현실. 특히 병사들보다 더 높은 간부들의 자살률은 이 문제가 얼마나 위태로운 상황에 이르렀는지 아프게 증언합니다.

　이 현실은 단순히 한 사람, 한 사람의 고통에 대한 연민을 넘어섭니다. 숙련된 장병의 이탈은 우리 군의 방패를 약하게 만들고, 이는 곧 우리 모두의 안전과 직결됩니다. 장병들을 키우기 위해 들인 시간과 노력, 그리고 예산은 물거품이 되고, 또 다른 인력을 찾고 교육하는 데 더 많은 비용이 듭니다. 아픈 마음을 달래기 위해 오가는 발걸음에 드는 행정력과 비용, 혹시 모를 사고에 대한 대비와 수습, 그리고 이 장병들이 군문을 나선 뒤 사회에 적응하지 못해 겪게 될 또 다른 어려움까지 생각하면, 군 장병들의 마음을 돌보는 일은 더 이상 비용이 드는 복지가 아니라, 우리 모두의 안전과 미래를 위한 가장 확실한 투자임을 알 수 있습니다.

심리치료 중심 패러다임 전환의 필요성과 따뜻한 가능성

지금까지 우리 군은 정신건강 문제를 해결하기 위해 많은 노력을 기울여 왔습니다. 2005년 가슴 아픈 사건들을 계기로 변화의 발걸음을 떼었고, 과거에 비하면 분명 의미 있는 진전들이 있었습니다. 하지만 여전히 문제가 생긴 뒤 수습하거나 약물로 증상을 억누르는 방식에서 온전히 벗어나지 못한 아쉬움이 남습니다. 그러나 우리가 이 책에서 함께 살펴본 것처럼, 많은 장병이 겪는 마음의 어려움은 단순히 약만으로 해결되지 않는 경우가 많습니다. 때로는 약이 새로운 어려움을 만들기도 하고, 진료를 받기까지의 과정 자체가 또 다른 부담이 되기도 합니다.

그래서 우리는 이제, 따뜻한 대화와 공감, 그리고 전문적인 도움에 기반한 심리치료(상담) 중심으로 나아가야 한다고 믿습니다. 인지행동치료(CBT)와 같이 이미 그 효과가 충분히 검증된 방법들은 장병들이 스스로 어려움을 이겨 낼 힘을 기르고, 같은 아픔이 반복되지 않도록 돕는 든든한 도구가 될 수 있습니다. 병영생활전문상담관과 같은 전문가들이 더 가까이에서, 더 깊이 있는 도움을 줄 수 있도록 지원하고, 검증된 상담 기법들을 적극적으로 활용하는 것입니다. 딱딱하고 차갑게 느껴질 수 있는 치료라는 말 대신, 군 문화 속에서 조금 더 편안하게 다가갈 수 있도록 스트레스 관리 능력 키우기나 마음 근육 단련하기처럼 표현하며 다가간다면, 더 많은 장병이 주저 없이 도움의 문을 두드릴 수 있을 것입니다. 이것은 더 이상 먼 미래의 이야기가 아닌, 지금 바로 우리가 시작할 수 있는 희망의 약속입니다.

지속 가능한 투자의 중요성 - 잠시의 비용보다 오래 지속될 마음의 힘

물론, 심리치료(상담) 시스템을 제대로 갖추려면 처음에는 시간과 노력이 필요합니다. 더 많은 상담 전문가를 채용하고, 상담가들이 자부심을 갖고 일할 수 있도록 지원하며, 좋은 프로그램을 만들고 보급하는 데 예산이 필요할 것입니다. 하지만 이것은 사라지는 돈이 아니라, 미래를 위한 씨앗을 심는 일입니다. 영국 NHS 사례가 보여 주듯, 효과적인 심리치료는 장기적으로 의료비 부담을 줄이고, 장병들이 건강하게 복무를 마치고 사회로 돌아가 자신의 역할을 다하게 함으로써 더 큰 사회적 이익을 가져옵니다. 군 생활을 중도에 포기하면서 발생하는 막대한 손실과, 아픈 마음을 달래기 위해 쓰이는 눈에 보이지 않는 비용들을 생각하면, 오히려 심리치료에 투자하는 것이 훨씬 더 현명하고 경제적인 선택임을 알 수 있습니다. 잠시의 비용을 아끼려다 더 큰 것을 잃기보다, 장병들의 마음을 튼튼하게 하고 군 전체의 건강함을 키우는 지속 가능한 투자를 선택해야 할 때입니다.

건강한 병영, 강한 군대, 안전한 사회를 위한 우리의 약속
- 함께 만들어 가는 희망

결국, 군 장병들의 마음이 건강한 군대를 만드는 일은 어느 한 사람이나 부서의 노력만으로는 완성될 수 없습니다. 군 지휘부의 확고한 의지, 정책을 만드는 이들의 깊은 고민, 현장에서 병사들과 부대끼는 지휘관과 간부들의 따뜻한 리더십, 옆자리를 지키는 동료들의 진심 어린 관심, 그리고 군 밖의 전문가들과 우리 사회 전체의 지지와 협력이 모두 모여야 비로소 가능한 일입니다.

지휘부와 정책 결정자들께서는 장병들의 마음 건강을 가장 중요한 가치로 여기고, 심리치료 중심의 시스템을 만들기 위한 과감한 결정과 꾸준한 지원을 약속해 주십시오. 눈앞의 성과보다는 장기적인 안목으로 제도를 다듬고, 입대 전부터 전역 후까지 세심하게 살피는 노력을 기울여 주십시오.

일선 지휘관과 간부님들께서는 마음의 병에 대한 편견을 거두고, 힘들어하는 부하들의 작은 신호에도 귀 기울이며 따뜻한 격려와 함께 전문적인 도움을 받을 수 있도록 다리가 되어 주십시오. 처벌보다는 회복과 성장을 돕는 리더십을 보여 주시고, 무엇보다 스스로의 마음 건강도 소중히 돌보시길 바랍니다.

병영생활전문상담관 선생님들께서는 꾸준한 자기 계발로 전문성을 키우고, 군이라는 특수한 환경과 문화를 더 깊이 이해하며, 장병 및 간부들과 진심으로 소통하고 신뢰를 쌓는 데 힘써 주십시오. 상담실 안팎에서 마음 건강 파수꾼으로서 다양한 역할을 해 주시길 기대합니다.

우리의 전우, 동료 장병들은 서로에게 조금 더 관심을 기울이고, 힘든 친구를 외면하거나 비난하는 대신 따뜻한 말 한마디와 함께 도움의 손길을 내밀어 주십시오. 서로를 보듬고 지지하는 건강한 문화를 함께 만들어 갑시다.

민간의 전문가들과 시민사회는 군 정신건강 문제 해결을 위해 지혜를 나누고 협력하며, 우리 사회 전체의 인식을 높이는 데 힘을 보태고, 군의 노력을 따뜻한 시선으로 지지하고 응원해 주십시오.

군 장병들의 마음 건강은 장병들만의 숙제가 아닙니다. 건강한 병영은 튼튼한 군대의 반석이며, 튼튼한 군대는 우리 사회의 안전을 지키는 기둥입니다. 지금 이 순간에도 홀로 아파하고 있을지 모를 젊은 영혼들의 침묵의 외침에 응답하고, 젊은 장병들의 마음에 따뜻한 위로와 실질적인 도움을 건네는 일이야말로, 우리 모두의 건강한 미래를 위한 가장 확실하고 가치 있는 투자임을 잊지 않아야 할 것입니다. 더 이상 외면할 수 없는 이 소중한 과제 앞에, 우리 모두의 따뜻한 마음과 지혜가 모아지기를 간절히 소망합니다.

참고문헌

국문 문헌

강다은&정해민(2025년 3월 28일), *[단독] 국민 절반이 우울감 겪지만 90%가 그냥 참고 넘어간다*, 조선일보. https://www.chosun.com/national/welfare-medical/2025/03/28/F6F7NLATNJEVBKKB5LGFBRCJPA/

고도예(2024년 6월 4일), 감사원 "*정신질환 이유 조기전역 67%는 가짜 의심*", 동아일보. https://www.donga.com/news/Politics/article/all/20240604/125260835/1

권선미(2023년 8월 25일), *현역부적합 전역병사 중 80%가 정신질환·부적응*, 매일경제. https://www.mk.co.kr/news/society/10815538

국가인권위원회. (2005). 군대 내 인권상황 실태조사 및 개선방안 연구 (2005년도 인권상황실태조사 연구용역보고서).

국가인권위원회. (2006). 군복무 부적응자 인권상황 실태조사 (2006년도 인권상황실태조사 연구용역보고서).

국립정신건강센터(2024), 정신건강 통계 자료, 국가정신건강정보포털, https://www.mentalhealth.go.kr/portal/bbs/bbsList.do?bbsId=BBSSTATS

국방부(2023), 군 사망사고 현황, e-나라지표.

국방부(2024), 병영생활전문상담관 운영에 관한 훈령 (국방부훈령 제2931호).

국회도서관(2024), 병역제도와 국방개혁: 한눈에 보기(FACT BOOK 2024-2호).

김귀근&이귀원(2005년 6월 19일), *고참 폭력불만…수류탄·소총 40여발 난사*,

연합뉴스. https://n.news.naver.com/mnews/article/001/0001897390

김기태(2023년 6월 16일), *韓男 병영국가, 日 태평양전쟁 때보다 현역 판정률 높다*, 머니투데이. https://news.nate.com/view/20230616n02427

김동주(2023년 10월 11일), *정신장애 겪는 軍장병, 매년 평균 진료 4만6000건 달해*, 메디컬투데이. https://mdtoday.co.kr/news/view/1065597892884867

김승훈(2023년 10월 11일), *[2023 국감] 정신장애 겪는 군 장병, 5년간 29배 급증… 극단선택도 320명*, 폴리뉴스. https://www.polinews.co.kr/news/articleView.html?idxno=621894

김양균(2018년 10월 17일), *군병원 정신질환자 증가 불구, 정신과 전문의 수 제자리*, 쿠키뉴스. https://www.kukinews.com/article/view/kuk201810170179

김진욱(2023년 10월 12일), *병역검사 30% 줄었는데 정신과 판정 270% 늘어… 19세 남성 정신 건강 빨간불*, 한국일보. https://www.hankookilbo.com/News/Read/A2023101214250002426

임재섭(2023년 7월 23일), *저출생에 50만 대군도 깨졌다…작년말 국군 병력 48만명*, 디지털타임스. https://www.dt.co.kr/contents.html?article_no=2023072302109958050002

박태인(2024년 6월 3일), *가짜 정신질환 의심 제대 병사 5000여명, 손 놓은 국방부*, 중앙일보. https://www.joongang.co.kr/article/25253844

병무청(2022), *2021년 주요정책 자체평가 결과보고서*.

신대원(2023년 2월 18일), *2040년 국군 36만 시대…군병력 30%가 사라진다 [저출산 0.8의 경고]*, 헤럴드경제. https://biz.heraldcorp.com/article/3064996

이대일(2022), 국방부 병영생활전문상담관 운영과 관련된 문제점, 고려법학, 106, 549-588.

이상배(2024년 10월 11일), *최근 5년간 정신건강 문제로 부대에서 귀가 및 전역 조치, 연평균 9612명 [2024 국정감사]*, 스포츠서울. https://www.sportsseoul.com/news/read/1467969

이은영(2023년 10월 5일), *[2023 국감] 군인 자살 최근 5년간 320명, 간부가 장병보다 더 많아*, 세계통신뉴스. https://www.segyenewsagency.com/news/articleView.html?idxno=578572

이재윤(2005), 군사심리학의 발전 그리고 미래와 전망, 원광군사논단, 1, 179-210.

이현엽&김영태(2009), 병영생활 전문상담관제도의 효과성 분석 및 발전방안 탐색, 국방정책연구, 25(3), 177-200.

이현호(2024년 9월 23일), *복무부적합 조기 전역 병사…최근 5년간 2만5532명*, 서울경제. https://www.sedaily.com/NewsView/2DEE3QUFPP

장자원(2024년 9월 20일), *軍 정신과 진료 하루 평균 126건…"원격의료 재정비에 답있다"*, 코메디닷컴. https://kormedi.com/1722481/

전경웅(2024년 5월 29일), *軍 이래도 되나…50만 대국 강박에 뇌종양 환자도 "현역"*, 자유일보. https://www.jayupress.com/news/articleView.html?idxno=29895

전한가람, 백명재, 이도형&조수철(2016), 한국 군진 정신의학의 역사, 대한군진의학학술지, 47(1), 71-81.

탁여송(2013), 병영생활전문상담관 제도와 군사회복지 실천방안에 관한 연구, 한국군사회복지학, 6(2), 93-124.

한국생명존중희망재단(2024), *개인 특성별 자살현황: 성별 및 연령대별 자살률*, 데이터줌. https://kfsp-datazoom.or.kr/korea02.do

홍제표(2005년 1월 20일), 논산훈련소 훈련병들에게 인분 강제로 먹여, 노컷뉴스. https://n.news.naver.com/mnews/article/079/0000022721

영문 문헌

Bowles, S. V.&Bartone, P. T. (Eds.)(2017), *Handbook of military psychology: Clinical and organizational practice*, Springer.

Chang, D. F.&Kleinman, A. (2002), Growing pains: Mental health care in a developing China, In A. Kleinman&T. Y. Lin (Eds.), *Social change and mental health in modern China*, Harvard University Press, 252-267.

Chuang, W.-C., Kao, C.-H., Chen, C.-K., Peng, C.-H.&Wang, W.-H. (2012), Service suspension for mental disorders in armed forces draftees in the Penghu area, *BMC Psychiatry*, 12, 46.

Crone, D. M., Sarkar, M., Curran, T., Baker, C. M., Hill, D., Loughren, E. A., ⋯&Parker, A. (2020), Mental health first aid for the UK Armed Forces, *Health Promotion International*, 35(1), 132-139.

Engel, C. C. (2013), Suicide, mental disorders, and the US military: Time to focus on mental health service delivery, *JAMA*, 310(5), 496-497.

Fu, X.-B. (2014), Military medicine in China: Old topic, new concept, *Military Medical Research*, 1(2). https://doi.org/10.1186/2054-9369-1-2

Gu, R. P., Liu, X. R.&Ye, X. F. (2022), Attitudes and perceived barriers to mental healthcare in the Peoples Liberation Army Navy: Study from a navy base, *BMJ Military Health*, 168(5), 331-336.

Hunt, E. J., Wessely, S., Jones, N., Rona, R. J., & Greenberg, N. (2014). The mental health of the UK Armed Forces: where facts meet fiction. European journal of psychotraumatology, 5, 10.3402/ejpt.v5.23617. https://doi.org/10.3402/ejpt.v5.23617

Iversen, A. C., van Staden, L., Hughes, J. H., Greenberg, N., Hotopf, M., Rona, R. J., ⋯&Fear, N. T. (2011), The stigma of mental health problems and other barriers to care in the UK Armed Forces, *BMC Health Services Research*, 11, 1-10.

Jing, K., Feng, Z., Xu, J. et al. The mental health of Chinese military personnel: a cross-sectional epidemiological study. BMC Public Health 24, 3525 (2024). https://doi.org/10.1186/s12889-024-20969-w

Jones, E., Palmer, L., & Bhui, K. (2024). Mental health, ethnicity and the UK armed forces: Historical lessons for research and policy. Asian journal of psychiatry, 93, 103957. https://doi.org/10.1016/j.ajp.2024.103957

Jones, E.&Wessely, S. (2003), "Forward psychiatry" in the military: Its origins and effectiveness, *Journal of Traumatic Stress*, 16(4), 411-419.

Jones, N., Greenberg, N., Phillips, A., Simms, A.&Wessely, S.(2019), Mental health, help-seeking behaviour and social support in the UK Armed Forces by gender, *Psychiatry*, 82(3), 256-271.

Kennedy, C. H.&Zillmer, E. A. (Eds.)(2006), *Military psychology: Clinical and operational applications*, The Guilford Press.

Liang, D., Mays, V. M.&Hwang, W.-C.(2018), Integrated mental health services in China: Challenges and planning for the future, *Health Policy and Planning*,

33(1), 107-122.

MacManus, D., Jones, N., Wessely, S., Fear, N. T., Jones, E.&Greenberg, N.(2014), The mental health of the UK Armed Forces in the 21st century: Resilience in the face of adversity, *BMJ Military Health*, 160(2), 125-130.

Miao, D., Wang, H., Liu, X., Zhu, X., Xiao, W.&Wu, S.(2017), Development of military psychology in China. In S. V. Bowles&P. T. Bartone (Eds.), *Handbook of military psychology: Clinical and organizational practice*, Springer, 481-488.

Ministry of Defence, (n.d.), *Ministry of Defence official website*. https://www.gov.uk/government/organisations/ministry-of-defence

Ministry of National Defense of the Peoples Republic of China, (n.d.), *Official website of the Ministry of National Defense of the Peoples Republic of China*. http://www.mod.gov.cn/

National Health Service, (n.d.), *Mental health services for veterans and reservists*. NHS. https://www.nhs.uk/nhs-services/armed-forces-community/mental-health/veterans-reservists/

Nicholson, P. J.&McLoughlin, D. C.(2019), Mental health in the UK Armed Forces, *Occupational Medicine*, 69(8-9), 525-527.

Pinder, R. J., Fear, N. T., Wessely, S., Reid, G. E.&Greenberg, N.(2010), Mental health care provision in the UK Armed Forces, *Military Medicine*, 175(10), 805-810.

Pols, H.&Oak, S.(2007), War&military mental health: The US psychiatric response in the 20th century, *American Journal of Public Health*, 97(12), 2132-2142.

Suicide Prevention and Response Independent Review Committee(2022), *Suicide prevention and response independent review committee final report*, U.S. Department of Defense. https://www.defense.gov/News/Releases/Release/Article/3256840/dod-releases-suicide-prevention-and-response-independent-review-committee-final/

Thorogood, Z. S.&Lozano, J. S.(2025), Enhancing mental health services for US military personnel: A review of current practices, *Psychology*, 16(5), 551-560.

U.S. Department of Defense(n.d.), U.S. *Department of Defense official website*. https://www.defense.gov/

U.S. Department of Defense(2024), *Annual report on suicide in the military: Calendar year 2023*. https://www.dspo.mil/Portals/113/2024/documents/annual_report/ARSM_CY23_final_508c.pdf

Ursano, R. J., Heeringa, S. G., Stein, M. B., Jain, S., Raman, R., Sun, X., ··· &Kessler, R. C.(2015), Prevalence and correlates of suicidal behavior among new soldiers in the U.S. Army: Results from the Army Study to Assess Risk and Resilience in Servicemembers (Army STARRS), *Depression and Anxiety*, 32(1), 3-12. https://doi.org/10.1002/da.22317

Wang, J.-Q., Wang, X.-Z.&Wang, W.-X.(2025), Acceptance and commitment therapy for enhancing mental health in military personnel: A comprehensive review and meta-analysis, *World Journal of Psychiatry*, 15(3), 100959.

Wu, S., Zhu, X., Zhang, Y., Liang, J., Liu, X., Yang, Y., Yang, H.&Miao, D.(2012), A new psychological intervention: "512 Psychological Intervention Model" used for military rescuers in Wenchuan Earthquake in China, *Social Psychiatry and*

Psychiatric Epidemiology, 47(7), 1111-1119.

Yang, Z. (2019a, July 31), Assessing mental health challenges in the Peoples Liberation Army, Part 1: Psychological factors affecting service members, and the leadership response, *China Brief, 19*(14), Jamestown Foundation.

Yang, Z. (2019b, August 14), Assessing mental health challenges in the Peoples Liberation Army, Part 2: Physical operational environments and their impacts on PLA service members, *China Brief, 19*(15), Jamestown Foundation.

Zhao, M., Feng, Z. &Yang, G. (2019), Improvement of mental health among Chinese plateau military personnel, 1993-2017: A cross-temporal meta-analysis of the Symptom Checklist-90, *Neuropsychiatric Disease and Treatment*, 15, 2971-2980.

저자 소개

안계훈

학력

아주대학교 일반대학원 석사(임상심리 전공)

아주대학교 심리학 학사

주요 경력

육군 병영생활전문상담관(병역심사관리대)

진술분석전문가 슈퍼바이저

범죄심리전문가 슈퍼바이저

학교폭력전담조사관

법원 전문심리위원

주요 자격

임상심리전문가(한국 임상심리학회)

진술분석전문가(경찰청)

범죄심리사전문가(수)(한국 사회 및 성격 심리학회)

학교폭력전담조사관(교육청)

전문심리위원(법원행정처)

한원건

학력

한신대학교 일반대학원 박사 수료(임상 및 상담심리 전공)

남서울대학교 복지경영대학원 석사(중독재활상담 전공)

안동대학교 사회복지학/생약자원학 학사

주요 경력

육군 병영생활전문상담관(간부전담상담관)

아동보호전문기관

장애인가족지원센터

한국도박문제예방치유원

한국법무보호복지공단

정신건강복지센터

주요 자격

전문상담사 1급(한국상담학회)

정신건강사회복지사 1급(보건복지부)

상담심리사 2급(한국상담심리학회)

청소년상담사 2급(여성가족부)

임상심리사 1급(한국산업인력공단)